国家职业资格培训教程

失智老人照护员

中级理论及技能

编写委员会

主　　任　李红兵
副 主 任　王华丽　蔡　双　曹　静
委　　员　李树丛　吴巧荣　马　莉　姚晓芳　王名宇　郝建超

主　　审　王华丽
主　　编　马　莉　姚晓芳
副 主 编　王志稳　姚红萍

编　　者　（按姓氏笔画顺序排列）

乜景艳（北京市西城区平安医院）　　　马　莉（北京大学第六医院）

王华丽（北京大学第六医院）　　　　　王秋华（北京大学人民医院）

王志稳（北京大学护理学院）　　　　　王名宇（北京市养老服务职业技能培训学校）

邢　颖（北京大学第六医院）　　　　　任　莉（北京大学国际医院）

李　涛（北京大学第六医院）　　　　　李璐龄（北京市西城睦友社会工作发展中心）

李　瑾（北京首开寸草养老服务有限公司）　　李　宁（南京朗诗常青藤养老服务有限公司）

张守字（北京老年医院）　　　　　　　张小欧（乐成老年事业投资有限公司）

姚晓芳（北京市养老服务职业技能培训学校）　　姚　慧（浩德介护老龄产业发展有限公司）

姚红萍（北京大学第六医院）　　　　　龚　梅（北京诚和敬乐智坊）

美术指导　余　洋

华龄出版社

责任编辑：程　扬

责任印制：李未圻

图书在版编目（CIP）数据

失智老人照护员中级理论及技能 / 北京市民政局，北京市养老服务职业技能培训学校编. -- 北京：华龄出版社，2018.12

ISBN 978-7-5169-1362-8

Ⅰ．①失… Ⅱ．①北… ②北… Ⅲ．①阿尔茨海默病—护理—职业培训—教材 Ⅳ．① R473.74

中国版本图书馆 CIP 数据核字 (2018) 第 299115 号

书　　名：失智老人照护员中级理论及技能
作　　者：北京市民政局　北京市养老服务职业技能培训学校　编
出 版 人：胡福君
出版发行：华龄出版社
地　　址：北京市东城区安定门外大街甲 57 号　　邮　　编：100011
电　　话：58122264　　　　　　　　　　传　　真：58122246
网　　址：http://www.hualingpress.com
印　　刷：北京市大宝装璜印刷厂
版　　次：2018 年 12 月第 1 版　　　2020 年 8 月第 2 次印刷
开　　本：787×1092　1/16　　　　　　印　　张：11.75
字　　数：170 千字
定　　价：48.00 元

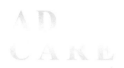

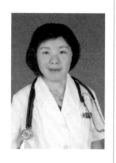

王华丽

北京大学精神卫生研究所（第六医院）教授、博导，临床研究室主任，国家精神心理疾病临床大数据及生物样本库平台项目负责人。国际老年精神病学学会（IPA）总干事，WHO 全球痴呆观测中国技术联络专家，中国老年医学学会精神医学与心理健康分会副会长，中国老年保健协会阿尔茨海默病分会（ADC）副主任委员。

近 20 年来一直开展老年情绪与认知障碍的临床诊疗、科研研究和照护辅导工作；2000 年创办国内首家 AD 医患家属联谊会，担任 WHO 全球痴呆行动计划顾问。曾承担科技部慢病重点专项、863 计划、国家自然科学基金、北京市科委、美国 NIA 国际合作项目等课题。执笔主编多部书籍。

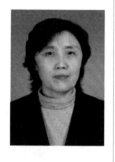

马莉

主任护师。北京大学第六医院护理教研室主任。国家卫计委医院管理研究所医院评审专家；中华护理学会精神卫生专委会主委；中国心理卫生协会护理心理专委会常委兼副主委；中国老年保健协会老年痴呆及相关疾病专委会委员；中国护理管理杂志编委等。

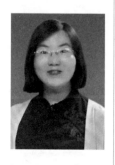

姚晓芳

护理 / 英语专业毕业，大学本科。中级职称，英语专业八级，瑞典皇家护理学院老年失能失智症特许执证教师，北京市养老服务职业技能培训学校教研室主任。从事神经科护理、教学工作 10 余年。曾荣获解放军总医院服务之星、优秀临床授课教师、304 医院优秀记者、北京奥运会医疗志愿者先进个人等荣誉。参与编译（英译中）医疗护理外文著作 *Avoiding Common Nursing Errors*，钻研失智照护者职业教育，发表论文《中外失智症护理教育现状比较与启示》，负责北京市养老服务培训学校教研室工作，主持教材编写、失智老人照护员等课程体系研发、养老护理员培训远程教育平台课件制作等工作。

服务质量是养老工作的生命线，任何一个养老服务机构和从业人员必须时刻高度重视。养老服务质量的提高离不开养老护理员素质的提高，特别是具有理论联系实际能力的高素质的养老服务从业人员。近年来，随着养老护理员的社会关注度不断提高，养老护理员的职业地位和社会形象不断提升。

随着北京市经济社会的迅猛发展和老龄化程度的日趋加深，孤残老人、失能老人、空巢老人、寡居老人的群体队伍越来越庞大，老年人长期照护服务需求不断拓展，逐渐从初期的简单生活照顾发展成为生活照顾、医疗及康复护理和心理慰藉等全方位的护理服务体系，养老护理员作为老年人长期照护的重要力量越来越被社会大众所重视。

推进北京市养老护理员人才队伍建设，需要有高站位的人才发展规划、高水平的本土化教材、高标准的培训系统、高素质的管理体系、高效率的职业晋升通道，才能彻底解决困扰行业发展的从业人员素质不高、流失严重、供需矛盾突出、队伍缺乏统筹管理等问题。

由此出发，北京市民政局会同市人力社保局等部门委托北京市养老服务职业技能培训学校，组织一线老年护理专家、养老机构从业人员、居家护理服务工作者、社会工作者、医疗机构学术专家，立足首都养老服务和失智老人照护现状、着眼失智老年人实际需求、吸收国内外先进经验，编写了统一体例的《失智老人照护员培训教材》。这套教材强调理论知识与养老护理实践相结合，严肃的知识体系与生动活泼的图示相结合，力图通过文字与图片相结合的形式满足养老护理员的学习需求，强化理念与技能的掌握，从而推动本市养老护理员及失智老人照护员培训工作走向专业化、科学化、规范化。

希望本套教材的出版与使用，为北京市养老护理人才队伍培训工作提供权威、实用的教学资料和技术指导，为全市养老服务人才体系建设贡献力量。

北京市民政局

2018 年 9 月

金秋时节，硕果累累，中国失智老人照护领域传来丰收的喜讯——《失智老人照护员中级理论及技能》培训教材即将与从业者们见面了。希望本丛书的面世，能够惠及失智老人和家庭以及千千万万的失智照护从业人员。

在 2017 年 1 月出版的《失智老人照护员初级理论及技能》培训教材的基础上，2018 年北京市养老服务职业技能培训学校再一次响应政府号召，立足市场需求，收集养老服务用人单位、主管部门、教学团队以及一线照护人员对失智老人照护工作的实际需求，邀请失智老人照护领域所涉及的各方面专家，成立教材编写委员会，使得本次教材编写工作能够有政府导向可依、有市场需求可循、有专家队伍可信任。

失智老人照护指导用书的编写，不同于一般医疗护理的书籍，需要从专业的医疗护理知识中甄别出适用养老护理职业范围的、适合养老护理从业者实际工作需要的知识与技能，同时，该知识与技能也要满足失智老人医疗范围外的其他照护需求、着眼于帮助解决从业人员照护工作中的实际问题。因此，本次编写团队专家，既有来自医院的精神科专家，又有来自养老机构的从业者、管理者，同时还邀请了国际失智照护领域有丰富职业培训经验的专家。目的在于使教材能够适用中国失智老人照护实际情况，又能结合国际理念，保持知识的先进性。

本书与《失智老人照护员高级理论及技能》培训教材在知识体系上保持着一致性和系统性。除绪论外，共 12 章内容。涵盖照护原则与理念、照护者职业素养与伦理、认识失智症、有效沟通、失智老人合并精神行为、常见躯体健康问题、营养照护、功能维持与训练、安宁疗护、环境设计、权益保护等内容。内容翔实、与照护实践工作紧密结合，希望能够真实、有效地为照护从业人员提供解决问题的理念与方法。

感谢北京市民政局对教材编写工作的大力支持，感谢所有参与本套教材编写的各位编者们，由于你们的辛勤笔耕，教材才能顺利付梓。

因时间有限，知识更新日新月异，本教材未尽之处还需要在未来的照护实践中不断完善。欢迎广大读者与从业者多提宝贵意见。最后，衷心希望本书能够成为照护从业者工作的指路明灯，能够为失智老人及家庭带去福音。

马 莉 姚晓芳
2018 年 9 月于北京

随着社会的进步和人们平均寿命的增长，老年人口占总人口的比例大幅上升。据国家统计局发布的《2017年国民经济和社会发展统计公报》显示，目前我国60周岁及以上人口已达2.4亿，占总人口的17.3%，其中65周岁及以上人口达1.58亿，占总人口的11.4%。而失智症，就是一类主要发生在65岁及以上老年人身上的疾病。根据流行病学研究，当年龄超过65岁以后，年龄每增加5岁，失智症的发生率便会增加1倍。目前全世界失智症人数超过3500万，我国约占全球的1/4。预计到2050年，我国失智症老人将突破2000万。在人口老龄化带来的严峻挑战面前，我们又怎能对失智症对社会经济、医疗保障、养老照护体系带来的冲击视而不见？同时，面对人口老龄化与家庭少子化的双面夹击，对失智老人的照护成为国家及社会越来越重视的问题。

一、失智症带来的老年照护挑战

（一）家庭成员的照护负担越来越沉重

自1980年以来，我国正式施行计划生育政策已有30多年，第一代独生子女，如今他们早已婚育成家，组成了越来越多的"421"家庭，即中间一代需要赡养双方父母，即4个老人，并且还需抚养1个子女。当家庭里有一位老人得了失智症，整个家庭将背负沉重的照护负担。有学者将失智症称为"家属病"，也就是说一旦老人确诊为失智症，老人的家属要做好打"持久战"的心理准备，将面临身体和精神的双重考验。"家中一名失智老人，全家大小人仰马翻"，正是对这种照护负担的真实写照。

同时，由于照护工作无暇休息和社交以及经济能力受限等因素，如果缺乏相关资源及支援，这些家庭照护者将不能承受照护负担之重。

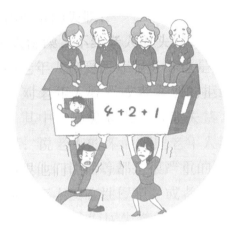

421 家庭模式

（二）专业照护资源的缺失越来越明显

对于已经失能失智的老人而言，他们需要更加密集和专业的长期照护服务。而事实显示，失能尤其是失智老人照护资源严重不足。

很多养老机构明确规定不能收住失智老人，而即使有些机构对失智老人开放，也无法全面满足老人的特殊照护需求。同时，伴随着社区养老服务的深入，针对失智老人和家庭的支持服务还十分有限。

（三）养老护理人才队伍建设任务越来越紧迫

目前我国养老照护人员年龄多为 40-50 岁，文化水平偏低，且缺乏专业的照护知识和技术。我国开设养老护理服务相关专业的高职院校 30 余所，中职院校 25 所，但大多院校招生情况并不乐观，报名学生少、入学后转专业、毕业就业后转行等情况屡屡发生。同时，机构之间抢挖人才、人才市场竞争无序混乱等均使养老护理人才队伍建设任务越来越棘手。特别是失智老人专业照护人才极度缺乏，严重制约着失智照护走向专业化发展。

（四）公众健康教育普及越来越重要

我国，目前失智症普遍处在"高患病率、低知晓率、低诊断率、低治疗率"的"一高三低"状态。由于社会大众对于失智症的正确认识不足，导致失智老人及家属产生恐惧、羞耻的心理，逐渐与社会和朋友圈隔离，从而延误诊断、及时治疗、寻求支援、科学照护的时机。因此，公众健康教育重要性不可忽视。

二、失智照护培训必要性

失智症，因其高度的智力致残以及给家庭和社会造成的沉重负担，已引起国内外医学界与社会的高度重视。进入老龄期后，随年龄增高，失智症发病率迅速增加。因失智症治疗目前尚无根本性突破，故照护问题对于老人、家属乃至整个社会而言都非常重要。而失智症照护专业培训也成为解决失智老人照护问题的关键。只有不断提高护理人员的专业知识和照护技能，特别是还要培养照护人员的责任意识、互助意识，才能真正服务好失智老人，解决疾病给老人、家庭、社会带来的各种难题。培训一方面能够促进失智老人得到尽可能有尊严的照护，另一方面可以培养照护人员具备基本照护知识，胜任照护工作，从而提高照护者专业服务技能，更有利于增强照护工作成就感，降低照护人员的流失率，从而促进长期照护事业的稳定发展。

三、失智老人照护员职业概况

（一）职业名称

失智老人照护员

（二）职业定义与定位

1.职业定义：从事失智老人生活照料、护理服务工作的人员。

2.职业定位：失智老人照护员岗位归属养老服务行业。

以失智老人为服务对象，根据失智老人的生理、心理和疾病特点为老人提供生活照料及专业照护服务，从而提高失智老人的生活质量和生命质量，尽可能保持和促进失智老人现有的功能，让老人获得身体的舒适与精神心理的尊重，满足老人生理需求与精神需求。

（三）职业等级

本职业目前未出台国家职业技能标准，推荐按照养老护理员国家职业技能标准设立三个等级，分别为初级、中级、高级。

四、失智老人照护员（中级）培训目标与培训对象

（一）培训目标

本教程培训总目标为培养掌握失智照护方法的技术型专业照护人才。

（二）培训对象

1. 教材使用对象：本教材为失智老人照护员（中级）职业资格培训教材，定位为失智症照护技术与照护理论相结合的专业性教材。

2. 培训对象与要求

（1）本教程的主要培训对象为养老服务机构的护理团队人员，包含为失智老人直接提供生活照料的一线照护人员，也包含护理管理团队人员。

（2）本教程的培训对象需具备高中及以上文化水平。

（3）培训对象须取得失智照护员（初级）职业资格证书，连续从事本职业工作2年以上。

（4）本教程也适用于老年服务与管理的学生使用，同样适用于从事其他与失智老人照护相关工作的人员。

（姚晓芳）

目 录

1

第一章 失智老人照护原则与照护模式

本章大纲

第一节 失智老人照护的基本原则

第二节 失智老人照护模式

学习目标

1. 掌握失智老人照护的基本原则

2. 了解失智老人照护的基本照护模式

前 言

张奶奶今年80岁，确诊失智症已经两年了，现在住在一家养老机构里。有一天张奶奶找到楼层护理主管，投诉照护员小李偷了她的钱包。小李知道后，又生气又委屈，就去找张奶奶解释，说一定是张奶奶自己忘记放在哪里了，冤枉了自己。可是，谁知张奶奶竟不听小李解释，胳膊一抬就朝小李脸上打了过去。小李一气之下跑了出去，辞职不干了。类似的事情在照护工作中时有发生。作为照护人员，每天身心疲惫，承担着身体和内心的巨大压力。为了避免以上事情的发生，照护人员有必要首先来了解一下失智症照护的基本原则。

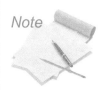

Note

第一节 失智老人照护的基本原则

失智症照护的对象是患有失智症的老人，因失智症的疾病特殊性，作为照护人员需要应对失智老人的各种状况。虽然所照护的老人都是独立的个体，都有独特的人生经历，能力、状况、喜好、需求都不同，但还是有共通的照护原则可以遵循，主要包括以下几个方面：尊重、自立、安全、舒适、参与、接纳（见图1-1-1）。记住，任何原则都不是一成不变的，要因人而异、加以变通。照护人员要在六大原则的基础上不断总结经验、融会贯通，才能摸索出适合个体老人的照护方法。

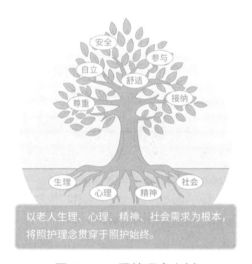

图 1-1-1 照护理念之树

一、尊重原则

（一）尊重原则的概念

尊重原则是指要尊重老人，包括尽可能尊重老人的生活习惯、意愿、选择、价值观、文化信仰等。同时，为了避免伤害老人的自尊，照护人员也要注意照护过程中的言行举止。

（二）尊重原则的具体要求

1.尽可能尊重老人原有的生活习惯不变

照护失智老人，先需要了解他的人生经历、语言习惯、用餐习惯及其他各种生活习惯。依照老人的习惯来制订照护计划会让老人更容易接受，照护难度也会因此下降。例如，有的老人一辈子不喜

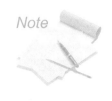

欢喝白开水，在照护时，为了确保老人身体水分的摄入，照护人员可能会极力引导甚至强迫老人喝白开水，然而，越是这样，老人越是拒绝喝水，身体缺水问题反而会愈加严重。这种情况下，照护人员本着尊重的原则，可以提供给老人喜欢的茶或者果汁，当然，茶不可过浓，果汁也要考虑老人血糖的水平。

2.注意尊重老人的意愿、选择、文化信仰与价值观

每个老人都是独立的个体，因文化背景、生活条件、人生经历等各种因素的差异，习惯和喜好自然千差万别，不要试图在短时间内就去改变，要顺应老人的意愿慢慢来调整。如老人有饭前和睡前祷告的习惯，就要特别注意把时间留出来，避免催促。另外要注意尊重老人选择的时候，不要给出老人太多选择（见图1-1-2，1-1-3），这样反而容易让老人产生困惑。

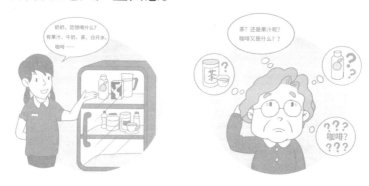

图 1-1-2 避免给老人过多选择

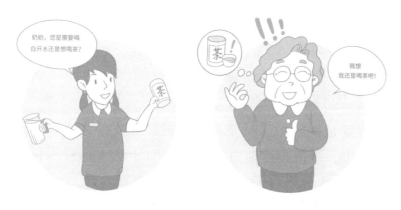

图 1-1-3 尊重老人意愿，提供有限选择

3.言行举止要谨慎，不责怪、不训斥、不辩解

照护人员可能会不经意间说出否定和带有负面情绪的言语（见图1-1-4），或者皱着眉头、头偏向一侧为老人进行排泄照护、

经常询问老人已经遗忘的事件等，殊不知这些不经意的言语和行为都会深深地伤害老人的自尊，导致老人有可能因为自尊受到伤害而变得暴躁，引发精神行为症状的发生，甚至老人可能会因为害怕经历挫败感，所以在日后的生活中拒绝做任何事情，从而引发退缩行为。具体来说，在接触失智老人时，可以主动介绍自己的名字，减少老人的挫败感（图1-1-5）。

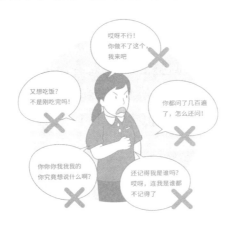

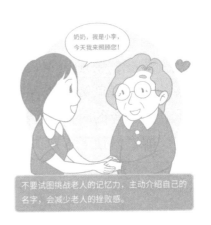

图 1-1-4 避免使用带有负面情绪的言语　　　图 1-1-5 主动介绍自己

4. 用对待成人的态度与老人沟通。

老人虽然生病了，但他仍然是个有情感的成年人。在沟通时，避免像哄孩子一样对老人说话："您要乖乖听话""您表现好就有糖吃哦"，等等。以上言语可能会让老人有种被羞辱的感觉，他会认为照护人员把自己当孩子看，完全小瞧和低估了自己的能力。

二、自立原则

（一）自立原则的概念

自立原则是指照护人员要尽可能鼓励和支持老人自我照顾，做力所能及的事，维持现有能力和功能。对于老人自身来说，自立程度的提高，不仅意味着能够减少别人来照料，还意味着能够做一些事情，这就提高了老人的生存质量和尊严。

（二）自立原则的具体要求

1. 首先要评估老人的自理能力

照护人员需要掌握老人病情发展和身体的状态，了解老人"能

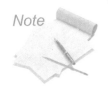

Note

做什么""不能做什么",再制订自立照护计划。

2.给予老人足够的时间,不催促

由于疾病的原因,老人需要充足的时间来消化和理解照护人员所说的话和下达的"指令",因此照护人员要避免在照护过程中催促老人"快点、快点",或者表现出不耐烦,避免让老人产生压力与挫败感。

3.不包揽所有事,但也要避免用极端的手段来训练老人已经丧失的功能

往往当老人确诊为失智症后,很多家属和照护人员经常会包揽大大小小的事(见图1-1-6),甚至老人能独立完成的事情也不再让老人去做,又或者为了强化训练老人的功能,用极端的方法来强迫老人来完成已经没有能力完成的事情。例如,老人已经不能用筷子吃饭而是用手拿着食物吃,在这种情况下,不能强迫老人用筷子,相反应多为他提供一些能用手拿的食物。无论是家属还是照护人员,要鼓励老人做想做并且能做的事情。

4.适当协助,但要注意方式方法

当有些事情老人不能独立完成时,可以通过语言引导、提示小抄、肢体语言、环境强化等技巧来实现对老人的协助。比如日常生活中他经常忘记的事物,可以用较大字体的标签或者熟悉、生动的图片说明来达到提示的效果。当然,实际应用时要根据老人的背景、具体情况、能力、文化等而有所差异。

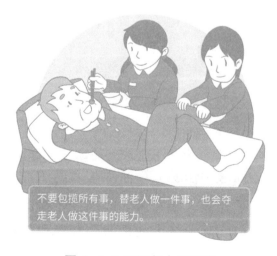

不要包揽所有事,替老人做一件事,也会夺走老人做这件事的能力。

图1-1-6 不要包办所有事

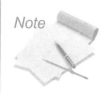

Note

三、安全原则

（一）安全原则的概念

安全原则是指照护过程中保护好老人的安全，避免安全不良事件的发生，如跌倒、坠床、烫伤、走失、皮肤损伤等。失智老人因疾病特点，安全风险增加，照护人员要提高风险防范意识。

（二）安全原则的要求

1. 早期、正确识别常见风险

随着疾病的进展，老人可能会因为不能分辨食物与物品而发生误服、噎食等进食危险；也可能因为不能正确认识台阶与地面之间的高度而发生跌倒。老人的认知功能进一步受损，在记忆力、判断力、定向能力等方面都存在障碍，很容易导致他们在外出后迷路，甚至走失。在走失期间，老人有可能发生受伤、脱水、饥饿、过度疲劳、交通意外等情况，甚至可能会有生命危险。因此照护人员应具备识别风险的能力，提前做好意外事件的预防。

2. 妥善保管可能引起潜在危险的物品

将洗洁剂、尖锐用具、药物、暖水瓶等（见图 1-1-7）可能引起潜在危险的物品放在老人不可触及的地方。

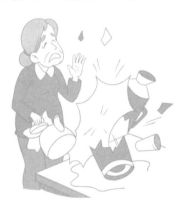

图 1-1-7 安全无小事

3. 在确保安全的情况下，鼓励老人活动

以老人安全为理由，让老人长期卧床的做法也是不妥的。试想一下，如果每天只是让老人躺在床上或坐在轮椅上看电视，表面上看老人是安全了，但实际上老人的机能会衰退得更快、病情也会进一步恶化。

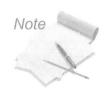

Note

4. 保护照护人员自身的安全

照护人员普遍都有肩膀及腰背痛的问题，原因大多是在照护和移动老人时，使用蛮力，不懂节力原则，而造成职业伤害的发生。另外，当老人发生攻击行为时，也要恰当应对，保护好老人和自身安全。

四、参与原则

（一）参与原则的概念

参与原则是指照护人员要根据老人的兴趣与能力，鼓励老人融合社会，积极参与到力所能及的活动和事务当中去。

（二）参与原则的要求

1. 重在参与，避免过度强调目的性

鼓励老人参与活动，参与活动的目的不在于老人真正做了什么，重在乐在其中（见图 1-1-8）。很多失智老人会因为没有事情可做而感到无聊寂寞，或者因为无法参与活动而变得沮丧、焦躁。老人可能已经无法像患病之前那样独立地去做一件事情，但他们仍然可以参与其中并找到乐趣。参与的重点不在于老人能做成什么，而是在于一起做老人感兴趣的事情，让老人感到快乐。

2. 自愿参与，尊重老人意愿

如果老人不愿意参与到活动中，而是选择在一旁观看，那就尊重老人的意愿，不要勉强。对于失智老人而言，旁观在某种程度上也是一种参与。

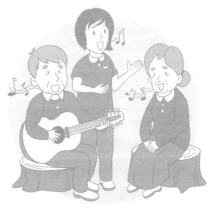

图 1-1-8 重在参与，乐在其中

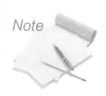

Note

五、舒适原则

（一）舒适原则的概念

舒适原则是将舒适作为最基本的照护目标，指每个照护行为都要尽量避免造成老人痛苦与不适。虽然失智症目前没有有效药物，但却仍然有很多减轻症状、维持舒适的方法。主要包括身体清洁舒适、进食舒适、心理精神舒适，疼痛、水肿及其他症状控制等。

（二）舒适原则的要求

1. 保持老人生理舒适是基本要求

生理舒适是维护一个人舒适的最基本需求。包括清洁、睡眠、排泄、饮食等舒适（见图1-1-9）。以身体清洁为例，有助于满足老人的自尊需求。如果老人脏兮兮、满身臭味、头发衣服凌乱不堪，老人可能会拒绝会见亲友、参与活动，从而可能引发退缩行为。

（1）缓解疼痛等不适症状

使用简单易行的评估工具，识别老人的不适症状，做好症状控制。疼痛是引发老人不适的常见原因之一，失智老人可能会缺乏指认疼痛部位或请求协助的能力，也不能正确回答疼还是不疼，因此使得照护人员在症状的辨别上有些困难，造成对失智老人不适症状的忽视。

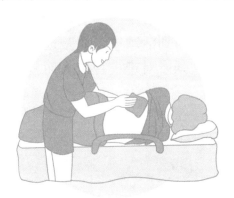

图1-1-9 保持老人身体清洁

（2）提供舒适照护同时注意预防并发症

例如，确保老人体位舒适的同时要注意良肢位的摆放，对预防老人肢体功能障碍很重要；在做口腔清洁照护时要特别注意清理牙齿间、上腭和舌部积存的痰痂，避免痰痂脱落引起窒息或栓塞；泌尿系感染也是导致很多老人不适的一个很重要因素，当尿频、尿急

Note

等症状发生时，要遵医嘱给予控制，同时，在症状未发生之前做好预防。

（3）及时排除引发精神行为问题的身体不适因素

老人的基本需求若没有得到及时满足，可能引发精神行为症状的发生，如太冷、太热、口渴、饥饿、尿片湿、需要更换体位等。面对老人的精神行为症状，照护人员要首先保持冷静，及时检查老人身体状况，及时解除老人的身体不适，再试着用转移注意力、耐心安抚、情绪疏导、陪伴参与活动等方式恰当应对。当然，如果排除了身体不适的因素，老人的精神行为症状仍得不到改善，应及时寻求家属及医护人员的帮助。

2. 维持老人的心理舒适

照护要从"心"出发。照护人员要在充分地了解老人的机体情况和心理、社会状态的基础上关心、照顾老人，使他们感受到被理解和被尊重，维护老人心理舒适。

3. 注意恰当的环境设置

恰当的环境设置能够促进老人身心舒适，有助于老人维持良好的身心功能状态。同时，也有利于预防跌倒、走失等意外事件的发生。（详见本教材第十章失智老人照护环境设计）

六、接纳原则

（一）接纳原则的概念

接纳原则是体现照护人员真心诚意对待老人的一种照护原则，包括接纳老人的缺点、不适当的行为、消极的情绪等。接纳与接受的态度使老人觉得人格受到尊重，并能够自我接纳，逐渐培养信心去面对疾病带来的各种困扰。

（二）接纳原则的要求

1. 接纳老人当时当下的情绪与表现

失智老人很努力想表达自己的情感与需要，但由于疾病常常导致不能正确表达自己，表达或者表现出来的往往让人无法理解。此时照护人员应避免流露出不耐烦或敷衍的感觉，要设身处地、感同身受地去理解、接纳老人并分享老人的情绪。也许照护人员觉得这

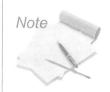

Note

样很费事，但对于老人而言，因为照护人员的接纳与理解，老人的急躁心情反而容易平复，既增强了老人对照护人员的信任感，又降低了沟通和照护的难度。

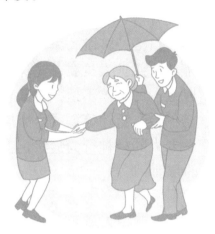

图 1-1-10 真心接纳老人

2. 接纳老人因为疾病而发生改变的事实

很多家属和照护人员总是将现在的老人与患病前做比较，他们会有这样的困惑：老人怎么变成这样了，以前会的事情现在不会了，以前彬彬有礼，现在脾气暴躁不可理喻，以前特别爱干净，现在每天捡垃圾回家，等等。这些都让家属和照护人员痛苦不堪。家属和照护人员的这种失落心情，不仅仅来自于老人目前的病情，很多时候是因为不肯放下过往，正视现状。接纳原则告诉我们，首先要明白老人不是故意为之，而是因为生病了。其次，好好面对和接受现实，认真照护此时此刻的"他"（图 1-1-10）。

照护过程中，除了要遵循以上提及的照护原则，照护人员还要注意保持稳定、乐观的情绪，多沟通、多微笑。不要因为老人的某些行为和举动而感到失落、生气或者因此不理睬老人，要保持良好的心态，接受并走进老人所处的世界。凡事说起来容易做起来难，要在实际照护工作中仔细体会和领会，循序渐进地在照护实践中加以应用。

Note

延伸阅读:

"以人为中心的照护"（PCC）理念

"以人为中心的照护"理念是英国布拉德福德大学（The University of Bradford）的 Tom Kitwood 教授在 1980 年代提倡的失智症照护的理念。Kitwood 提出定义 PCC 的概念需包含以下几个方面:

1. 失智症虽然是一种不断进展的疾病，但应始终将患者视为能够体会生活和社会交往的个体；

2. 为患者提供选择并尊重患者做出的选择；

3. 将患者过往的生活和经历融入照护中；

4. 照护的重点是患者目前能够完成的，而不是因疾病所丧失的能力。

第二节 失智老人照护模式

对于失智老人和家庭而言，一旦老人被确诊为"失智症"，对老人的照护工作也因此开始了。失智老人的照护模式若以照护服务提供的地点和类型区分，分为居家照护、社区照护和机构照护三种照护模式。此处需要说明的是，随着失智老人长期照护的需求不断增加，新的照护服务模式也将应需求而产生。要根据老人的具体需求并结合家庭经济等各方面因素，综合考虑，为老人提供最合适的照护模式。

一、居家照护

随着失智老人数量的增加，越来越多的家庭成为失智症长期照护的家庭。居家照护模式使老人不仅可以留在熟悉的环境中接受照顾，心情舒畅，而且费用较低，因此为多数老人偏爱的一种照顾方式。

（一）居家照护的含义

居家照护主要是指老人在家接受照护服务的模式，照护服务主要由来自家人的照护和家庭的外部支持（政府、社会、市场）提供。

Note

失智老人的发病特点及病程进展，使很多老人留在家中，接受家属的照顾。居家照护是相对于社区照护和机构照护而言的。即居家照护有两个层次，一是传统的从家人那里接受的家庭照护，二是老人住在家中接受到的来自家庭以外的社会照护服务。因此，居家照护主要包括两个部分，一是家庭成员提供的照护，二是居家上门服务（见图1-2-1），服务来自社区、政府购买、养老机构以及医疗机构，甚至是义工队伍。

（二）居家照护的内容

表 1-2-1 失智老人居家照护的主要内容

照护类别	内容
基础照护与起居服务	用餐、沐浴、排泄、穿衣、修饰等照护
家政服务	清洁、消毒、打扫、膳食加工、缝补等
陪伴服务	陪伴就医、聊天读报等
心理健康服务	心理疏导、精神慰藉、丧亲者陪伴等

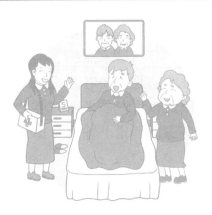

图 1-2-1 居家上门照护服务

二、社区照护

社区照护使得失智老人在社区各项照护资源服务的提供下，能生活在老人所熟悉的家庭和社区内。服务的性质是社会性的专业照护服务，所提供的照护服务具有一定的专业性，与居家照护有本质区别。

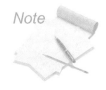
Note

（一）社区照护的含义

社区照护是指老人居住在各自的家中，照护服务主要由社区提供，不排除来自家庭成员的照护，主要有日常生活照料和日间托养等，同时为老人提供居家上门服务。

（二）失智症老人社区照护的内容

表 1-2-2 失智老人社区照护的主要内容

照护类别	内容
失智老人日常生活照护	身体清洁、饮食、排泄、移位等照护服务
失智老人医疗健康服务	开设老年门诊、家庭病床、保健中心、综合咨询中心等，为失智老人提供就医、用药、营养等方面的指导工作
失智老人功能康复训练	由专业康复治疗师或康复照护人员到家评估并进行康复训练指导
家庭照护者喘息服务	通过照护者联盟、交流和培训等形式，给予家庭照护者情感与技术支持

（三）社区照护的新形式

1.社区日间照料中心

为了有效缓解日益增长的养老需求，政府将社区日间照料服务作为补充。日间照料中心是一种介于家庭养老和社会养老之间的养老形式，能够为社区内生活不能完全自理、子女白天工作不在家的老年人提供饮食供应、休闲娱乐等服务的日间托养场所。

2.社区养老服务驿站

近年来,北京等多地都用最大力量侧重扶持社区居家养老，"驿站式"养老服务这一新概念应运而生。北京市民政局印发的《社区养老服务驿站建设规划（2016-2020 年）》，"十三五"期间，北京全市总共将建设 1000 个驿站。"驿站式"养老服务模式有别于传统的养老院模式，养老驿站的服务特色是以小型而相对密集的站点作为平台，聚集多种服务形式。

Note

三、机构照护

我国目前机构照护依不同的服务对象可分为养老院、敬老院、老年公寓、养老社区、老年护理院、临终关怀机构等。因失智老人精神行为问题的产生，其照护需求有别于其他疾病，为使失智老人拥有较高品质的照护，目前国内开始涌现出失智症专业照护机构或在原有机构的基础上设立失智老人照护专区（见图1-2-2）。

（一）机构照护的含义

机构养老是指以社会机构为养老地，依靠国家资助、亲人资助或老年人自备的形式获得经济来源，由养老机构统一为老年人提供有偿或无偿的生活照料与精神慰藉，以保障老年人安度晚年的养老方式。失智症专业照护机构的适用对象主要是指经神经科、精神科等专科医生诊断为失智症中度以上、生活自理能力缺损、需要专业照护的老人。

（二）失智老人机构照护的内容

表1-2-3　失智老人机构照护的主要内容

照护类别	内容
饮食与营养	营养评估、营养管理，根据老人进食习惯、吞咽功能及身体状况提供适当、合理的营养、饮食照护
日常生活基础照护	协助用餐、沐浴、排泄、移动、更衣、服药等
活动与康复照护	日常生活活动训练、康复训练等
健康管理	协助门诊就医或者医生到机构定期看诊
其他	亲属探望、咨询接待、商谈、家属联系等

Note

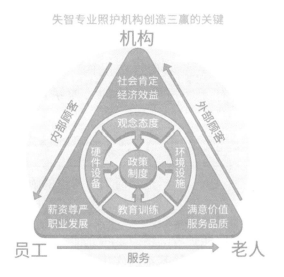

图 1-2-2 失智专业照护机构创造三赢

四、失智老人照护模式的选择

一位失智老人具体适合哪一种照护模式取决于老人的病情、生活的家庭环境等。如果老人是一个人生活，一般而言为了确保老人的安全以及病情的及时观察等应提早将老人送入机构进行照护。如果老人跟家人同住，家人又有比较多的时间和精力来很好地照顾老人，老人也可以在家中生活很长一段时间。

（一）首先评估和确认老人的实际需要，建议直接咨询专业人士或医疗机构。

（二）客观评估家庭人力与经济状况以及家庭照护者可以负担的照护程度。若经济状况或人力允许，而且老人的症状较轻，可以结合社区日间照料与居家照料模式，没必要送往机构进行照护。

（三）直接前往机构参观、询问。参观之前，建议先收集机构相关资料或询问已经入住老人的建议，再实际前往参观了解。通过参观需要了解一下内容：

1.机构的软硬件设计是否符合通用设计及无障碍设计原则，空间设计及照明等是否符合要求。

2.照护人员是否经过专业培训，照护人员的比例是否符合规定，照护人力是否充足等。

3.机构是否具备紧急医疗支援系统。

Note

4.参观时还要注意机构内入住老人的状况是否良好，机构内安排的活动是否多样、充足等。

（四）选择一家失智症专业照护机构。要考虑在失智症照护方面的经验、照护人员有无经过专业培训、照护理念、入住老人生活状态等。

表 1-2-4 失智老人照护模式的选择

照护模式	选择时需要考虑的因素
居家照护	1. 居家环境是否安全 2. 家庭照护者的精力是否充沛 3. 是否具备最基本的疾病知识 4. 照护人员的专业程度 5. 家庭照护者的健康问题 6. 能否合理运用社会资源与寻求支援
社区照护	1. 服务体系有待进一步完善与探索 2. 建议家庭照护者定期寻求社区照护服务，得到喘息和专业援助
机构照护	1. 专业照护机构数量不足，等候排队问题 2. 机构服务多元化，要找到适合老人状况的设施也需要花费一定时间与精力，要做好思想准备 3. 要特别注意环境改变对老人病情所带来的影响 4. 要考虑到因此衍生出的经济问题 5. 建议家属趁老人健康状况还不错的时候，就到各家机构参观看看，提前做好准备

延伸阅读：

单元式照护模式：以台湾双连安养中心为例

在失智老人照护方面，和一般的失智症照护模式有所区别，台湾双连安养中心采用的是自主开发的"单元式照护模式"。这种单元式照护模式，基于"家庭"的观念，工作人员容易随时与老人保持较近距离，安全管理操作。失智症照护专区分为若干组。每层两组，

Note

就如同两个"家"。每个房间面积21平方米，空间不是很大，设施简单，包括床、衣柜、卫生间、浴室。两个"家"中间有一个起居室，足够大，是供老人运动上课、一起聊天的空间。失智老人同样需要上课，来减缓功能的退化。电视等娱乐设施也放在起居室，而不在老人房间内，以便老人可以在公共区域聚集，一起生活。一组老人中会尽量安排3位喜欢说话的，3位很不喜欢说话的，3位比较普通状况的。旁边还有一个护理站，护理站有移动护理车，经由两部电梯为所有7个照护区域提供服务。外面有花园，可以种菜浇花。整个布局就像一个家一样。

资料来源：转自公号：养老网，ID：yanglao-wang

（姚晓芳）

课后思考与练习

一、对于失智老人的照护有哪些基本原则？

二、目前失智老人照护的模式有哪些？

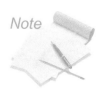

Note

第二章 失智老人照护员职业伦理与职业素养

本章大纲

第一节 职业伦理与职业素养的概述

第二节 失智老人照护员的职业伦理与职业素养

第三节 如何提升失智老人照护员的职业素养

学习目标

1. 了解职业伦理与职业素养的定义

2. 了解失智老人照护员的职业伦理与职业素养

3. 了解提升失智老人照护员的职业素养的途径

前 言

任何一种职业都会有与职业要求相对应的职业伦理。所谓伦理，是指在处理人与人、人与社会相互关系时应遵循的道理和准则。社会有一般的社会伦理存在，在职业群体里面，也会有一种职业伦理的规范存在。职业伦理中有必须坚守的最低基准，如果不坚守就会触犯法律，或者在专业行业中受到制裁，这个部分称为"义务性伦理"。此外还有一个"理想追求性伦理"，这是我们作为专业人士需要去追求的部分，两者相互交融，没有明确的界限。

Note

第一节 职业伦理与职业素养的概述

社会有一般的社会伦理，而在职业中，也存在与职业要求相对应的"职业伦理"。这是因为人们常常期待拥有专业知识和技能的专业人士是本着利人主义精神为人们提供服务，并将被服务对象的利益放在第一位来发挥作用，因此，职业伦理比一般伦理具有更高的伦理性。

职业伦理，是指人们在职业活动领域中处理人与人、人与社会相互关系时应遵循的道理和准则。在日常工作、生活的分工体系中，社会赋予每一项职业的使命、责任与义务就是职业伦理。这种使命、责任与义务可以细化到各个工作岗位，以供所有从业人员遵循，从而奠定社会稳定、良性运行的秩序基础。

职业素养，是指人们在社会活动中应该遵循的行为规范，是职业内在的要求，也是一个人在职业从事过程中表现出来的综合品质，是通过学习、培训、锻炼、自我修养等方式逐步积累和发展起来的。简单地说，就是在从事职业中，尽自己最大的能力把工作做好的素质和能力。

第二节 失智老人照护员的职业伦理 与职业素养

一、失智老人照护的特点与特殊性

随着我国人口老龄化的加速发展，高龄老年人中，患有失智症的老人与日俱增。他们是老年人中的特殊群体，他们的生理和心理特点都是独特的（图 2-1-1），他们的记忆力、定向力、判断力、执行力、语言表达和交流能力会逐渐衰退，他们会失去对时间、空间和人物关系的概念，无法辨别位置和方向，有时难以控制自己的行为，容易急躁、冲动、焦虑、抑郁，有时还会拒绝进食、洗澡、穿衣，他们无法把现实和虚拟的事情分开，随着病情的发展，会逐渐失去照顾自我的能力，越来越依赖他人。

Note

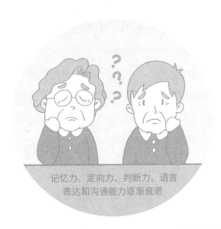

记忆力、定向力、判断力、语言
表达和沟通能力逐渐衰退

图 2-1-1　失智老人的生理特点举例

　　由于认知功能的异常，他们看待外界的视角与感受都发生了很大的变化，我们需要对应其独有的认知状态实施个性化专业照护服务。因此，对于从事失智照护工作的人员来说，培养良好的职业道德和素养是非常重要的。

　　关于对失智老人的相关照护，一直以来我们都比较关注照护员的照护技能，而忽略了职业伦理和职业素养的教育。随着失智症病情的进展，失智老人将失去很多自主生活能力，自律能力也逐渐丧失，他无法做出正确的判断或决定。与此同时，很多伦理上的问题就浮现出来了，特别是阿尔茨海默病，到后期其发展趋势已不可逆，失智老人每天都处于与失去记忆力、认知能力、自我控制等能力的斗争中，他们的不安情绪越来越重，照护难度越来越大，照护员如何做到不急不躁，培养良好的职业道德和素养是关键。

　　在失智老人照护中，大多数违反职业伦理行为的现象，都是由于日常生活中的一些不注意、不小心引起的。例如，我们明明知道不应该对失智老人的反复询问或重复行为，表现出愤怒和厌恶的情绪，这些都是违背职业伦理和道德的，但不知不觉中，我们的表情开始变得严肃，无视老人的感受，故意阻止他们的行为，等等。照护员在一瞬间发生的行为举止，很多时候都会对失智老人产生不良影响，所以，作为一名失智老人照护员，我们必须要约束自己的"内在行为规范"。

Note

二、失智老人照护员应该具备的职业伦理与职业素养

失智老人照护员首先应学会尊重、理解每一位失智老人，根据老人的失智状态提供个性化专业服务，保证老人安全，满足老人需求。照护者与失智老人本是两个独立的个体，他们的人生观、价值观、生活经历、文化背景等都大不相同，照护者要学会以同理心去尊重、理解失智症老人，在照护过程中，应遵循以下职业伦理（图2-1-2）。

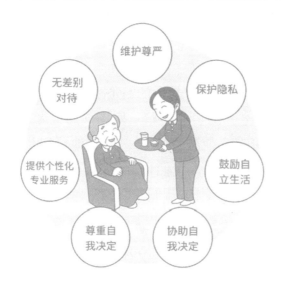

图2-1-2 失智老人照护员应该遵循的职业伦理

（一）维护尊严

照护者经常认为失智老人是没有自我、没有自尊的，往往忽略他们的内心感受，从而导致老人不被理解、不被尊重，内心总是孤独、无助。因此，作为一名合格的失智照护者，首先我们应该清楚地认识到失智老人也是有尊严的，在照护过程中，要注意尊重老人的意愿，不强迫。

（二）无差别对待

无论任何时候、任何理由，都不允许出现歧视和差别对待的行为，要充分尊重每一位失智老人的个性和自尊。

（三）协助自我决定

为了能够让失智老人顺利地进行自我决定，我们应根据老人的

Note

不同情况而采取不同的方式、方法，协助他们进行自我决定。我们经常认为失智老人没有判断能力，其实不然，轻度失智老人在很多事情上都能够自我决定，中度失智老人中，有一部分也同样拥有自我决策的能力。

（四）尊重自我决定

照护者不能以自己的主观想法主导或者代替失智老人做决定，应该侧重于引导和辅助，尊重老人的自我决定，并为实现这个决定提供最大帮助。当老人出现重度失智，无法进行正确的判断时，我们也需要充分地考虑他本人的情感、意愿和最大利益。

（五）鼓励自立生活

照护者要充分了解失智老人的身心状况，提供有针对性的照护服务，以实现失智老人的自立生活。所谓"失智老人的自立生活"，并不是指任何事情都要他独立完成，如果他可以借助人力、物力完成一件事情或者一个动作，我们也称之为自立。

（六）提供个性化专业服务

为了提高失智老人的生活质量，必须培养自己准确的判断力与洞察力，学会站在老人的角度和立场去思考，将他表现出来的各种状况（包括 BPSD），作为他的一种倾诉与表达来看待，深入理解，逐步走进"失智症老人的世界"。

（七）保护隐私

注意保护失智老人的隐私，不得将失智老人的任何信息泄露给外部人员。

第三节 如何提升失智老人照护员的职业素养

目前我国失智老人照护员在文化程度、专业知识技能、人文素质等方面参差不齐，需不断提高失智照护者的职业素养，使其能够为失智老人提供"有情、有爱、有温度"的服务（图 2-3-1），我们应该从以下几方面去努力。

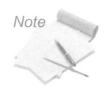
Note

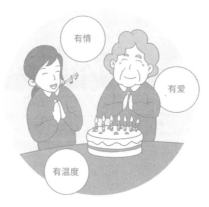

图 2-3-1 为失智老人提供"有情、有爱、有温度"的服务

一、培养良好的法制观念和职业道德

将德和孝作为失智老人照护从业人员的德行追求，尊老、敬老、爱老，以老人为中心，工作中要处处为老人着想，从老人的根本利益出发，想老人之所想，急老人之所急，全心全意为老人服务，用同理心去理解、倾听、包容、陪伴失智老人。

二、培养过硬的专业知识和业务能力

了解失智老人的生理和心理特点，为失智老人提供高质量的照护服务，从倾听开始，保持微笑，建立有效沟通（放慢说话的速度，语句要简单，一次只说一个意思，等待他的回应）。工作中不争辩、不责备，学会尊重、理解，学会和失智老年做朋友，多鼓励、赞美他，建立良好的信任关系。

三、培养积极乐观、认真负责的工作态度

失智老人的生活品质取决于每一位失智照护者在提供服务时的态度、沟通、能力等，所以，培养积极乐观、认真负责的工作态度是至关重要的。每一位失智照护者都应该明白，自己在工作中的态度和行为都是会对老人的情绪，甚至生命带来影响的。能否建立一个"优质"的服务团队，能否为失智老人提供高品质的服务，能否满足失智老人身、心、灵的照护与支持，失智照护者是关键。

（李宁）

Note

第三章 认识失智症

学习目标

1. 掌握失智症的常见表现

2. 熟悉不同阶段失智症的特征

3. 了解基本评估及药物安全性管理

前　言

张奶奶是一位 80 岁的退休教师，是一位精明能干、思路清晰的老人，但最近家人发现她经常丢三落四，找不到东西，和她约好的事情也记不住，有时候出门竟然忘记了回家的路，还会从外面捡没用的东西回来，把家里搞得乱糟糟。家人觉得不对劲，但是张奶奶矢口否认她有任何问题。经过医生检查，原来张奶奶患上了失智症。

2015 年世界阿尔茨海默报告指出目前全球约 4680 万人患有失智症，且将以每 20 年递增一倍的速度逐渐增加，预计到 2030 年将达到 7470 万，到 2050 年达 1 亿 3150 万人，其中 58% 的患者居住于中低收入国家。全球每年新发失智症病例 990 万人，意味

Note

着每 3.2 秒增加 1 例。因此失智症已经成为老龄化社会面临的重要公共卫生问题。

第一节 失智症的表现

一、什么是失智症

失智症是一种以记忆和其他多种认知功能损害为核心症状的一系列障碍，其损害的严重程度足以干扰失智老人的工作、生活能力以及人际交往能力，失智老人还可能会出现精神症状、行为紊乱和人格改变。

导致失智症的原因有很多，最常见的是因为神经退行性病变，比如阿尔茨海默病（就是我们俗称的老年性痴呆）、路易体痴呆、额颞叶痴呆等，有的是因为脑血管病变，比如血管性痴呆，还有的是因脑外伤、肿瘤、感染、营养代谢及内分泌疾病引起。

二、失智症的表现

大多数类型的失智症主要表现包括以下三个方面。

（一）认知功能下降

1. 记忆力下降

失智老人特别容易忘记最近发生的事情，而且学习新的东西非常困难。比如和老人约定好一件事情，但到时候老人却会完全忘记；老人会重复提问相同的问题，却忘记已经被告知答案；经常会丢三落四，东西放起来找不到……在疾病早期，远期记忆可能受损不明显，也就是说以前的事情他可能还能记得许多，所以有的家人会认为老人的记性还挺好的，因为他总是会说很久以前的事情，其实这往往是老人近期记忆下降的表现。随着疾病的进展，远期记忆也会变差，失智老人会不记得自己的生日、家庭住址、重大生活经历，甚至连自己的姓名、年龄、职业、家里有几口人都不记得。

Note

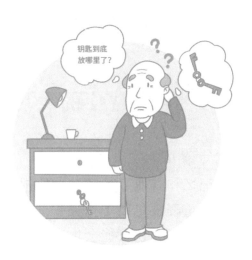

图 3-1-1 记忆力下降

2. 视空间和定向障碍

失智老人会失去对时间和地点的认知力，他们常常搞不清今年是哪一年，今天是几月几号星期几，外出搞不清方位，容易迷路，严重时在熟悉的地方或家中也会迷失方向，找不到自己的卧室和厕所。所以家人一定要警惕失智老人走失的风险。

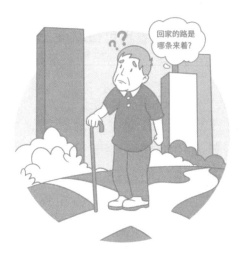

图 3-1-2 视空间和定向障碍

3. 语言障碍

失智老人会变得说话啰唆不得要领，会找不到合适的词语来表达自己的意思，导致用词不当或张冠李戴（图 3-1-3），还会出现

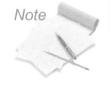

Note

叫不出物品的名字，我们叫作命名障碍，再严重点，就会出现说的话别人理解困难，言语内容贫乏，听不懂别人的话（图 3-1-4），胡乱发音，不知所云，最终变得缄默不语。

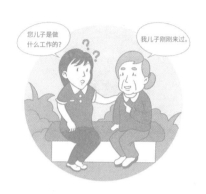
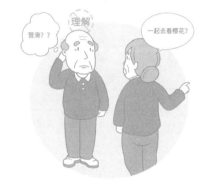

图 3-1-3 语言障碍   图 3-1-4 语言理解障碍

4. 全面的智能衰退

失智老人思维能力迟钝缓慢，不能进行抽象逻辑思维，不会算账，不认识钱，不能区分事物的异同，不能进行归纳分析推理判断。比如他们可能不能根据大雪纷飞的天气来判断现在是冬季，应该穿棉衣。不知道电饭锅不能放在煤气上做饭。

（二）精神行为症状

1. 精神症状

失智老人在疾病的不同阶段可能会出现各种各样的精神症状，在早期可能会出现脾气变得急躁、情绪不稳、焦虑紧张、高兴不起来，对什么都没有兴趣，随着疾病的进展，会出现怀疑有人偷他的东西，被偷的东西经常是一些别人看起来不值钱的日常用品（图 3-1-5）；怀疑老伴有外遇；怀疑家人或护理人员要抛弃自己，有人要害自己（图 3-1-5）。这类症状叫作妄想。有的失智老人会凭空看到一些并不存在的人或物，比如看到去世的父母、小人儿，看到家里有不存在的外人，或凭空听到不存在的声音，这类症状叫作幻觉。失智老人往往变得缺乏主动性、自私冷漠、不关心家人。这些精神症状大部分都与其认知功能下降有密切关系。

Note

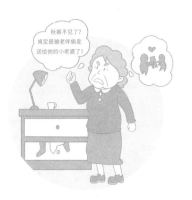
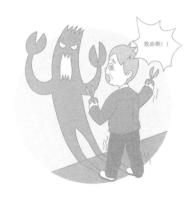

图 3-1-5 精神症状：被偷妄想、被害妄想

2. 行为问题

行为问题的常见表现为捡破烂（图 3-1-6）、藏匿物品、无目的漫游、过多的性行为（比如暴露自己的身体、生殖器官，对异性照顾者言语或行为的猥亵，真正的性行为并不多见）、易激惹、攻击行为等。有的老人会出现睡眠节律的紊乱，白天频繁打盹，晚上睡眠不好，睡一会儿就起床折腾，收拾东西，乱进房间，扰乱别人。有的老人食欲或进食行为改变，食欲下降，不思饮食，或食欲亢进，不知饥饱，吃饭狼吞虎咽，或只吃某几样食物。这些行为异常都是由于脑部病变引起，都是老人自己不能控制的，作为照护者千万不要觉得是老人人品不好，或故意给别人找麻烦。

失智老人的精神行为症状通常难以被照料者理解和接受，大大影响老人本人和照料者的生活质量，可能进一步恶化失智者的认知功能，会导致医疗花费增加，照顾者压力增大，这往往也是失智老人家庭照顾困难，被家人送到专门医疗照料机构的原因。

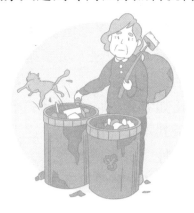

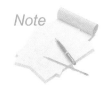

Note

图 3-1-6 行为问题：囤积行为

（三）生活能力下降

在疾病的早期，失智老人的一些高级生活能力会明显下降，比如工作能力，理财、购物、算账能力，与人交往的能力，使用交通工具的能力等，逐渐变得不会做家务，不会打电话，不能自己吃药，到了疾病后期，连洗漱、穿衣、吃饭、如厕等基本日常生活都需要他人照料，直至生活完全不能自理。

延伸阅读：

失智症的神经病理机制

失智症中最常见的类型为阿尔茨海默病（Alzheimer's Disease, AD），这种疾病由德国精神科医生阿尔茨海默于 1906 年首先发现，是一种原发的神经退行性疾病，阿尔茨海默病患者的大脑会出现两种典型的神经病理改变：β 淀粉样蛋白斑块和神经原纤维缠结（图 3-1-7），大量神经元的凋亡会导致患者大脑广泛弥漫性萎缩（图 3-1-8）。这也是失智老人出现上述三类临床表现的原因。

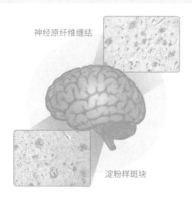

图 3-1-7 淀粉样斑块形成

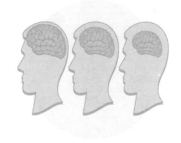

图 3-1-8 大脑萎缩

第二节 失智症的病程

大部分失智症，尤其是神经退行性疾病，呈慢性进行性病程，以阿尔茨海默病为例，总病程一般 2~12 年，通常可以将病程大致分为三期，各期之间存在重叠和交叉，并无截然界限。

Note

一、早期

早期也就是疾病的轻度阶段，一般持续 1~3 年，在这一阶段，失智老人主要表现为近期记忆力下降，学习新的东西非常困难，可能会在不熟悉的地方迷失方向，有找词困难和物品叫不出名字。老人会变得缺乏主动性，爱好和兴趣减少，他们可能变得自私，容易因为一点儿小事发脾气。工作能力、理财、购物、人际交往等高级能力逐渐下降，复杂的家务无法胜任，生活多可自理。

国际阿尔茨海默病协会提出阿尔茨海默病的十大警讯（图 3-2-1），有助于对疾病的早期识别：①记忆力下降，影响日常工作和生活；②做先前熟悉的事情有困难；③语言表达有困难；④时间和地点定向力障碍；⑤判断力下降；⑥抽象思维障碍；⑦将东西放错地方；⑧情绪或行为改变；⑨性格改变；⑩主动性丧失。如果我们身边的老人出现类似表现，要建议老人或家属带老人到专业的认知障碍诊疗机构进行规范诊断和治疗，因为只有早期干预才能最大限度延缓疾病的进展，老人和家属才能有最大限度地获益。

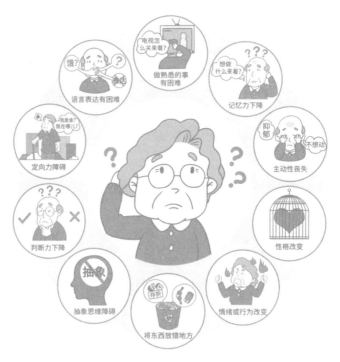

图 3-2-1　阿尔茨海默病十大警讯

二、中期

中期也就是疾病的中度阶段，可能延续 2~10 年时间，在这一阶段，脑部的损伤会更加严重，记忆力会进一步变差，刚做过的事情马上就忘，刚吃过饭就不记得吃了什么，连远期记忆也会严重受损，重大生活经历回忆不清；不会算数；在熟悉的地方辨不清方向，甚至有时在家里都找不到厕所；逐渐变得表达不清自己的意思，也听不懂别人说话。在家庭外面没有独立行事的能力，在家里可能还能做很简单的家务，比如择菜、扫地、摆碗筷等，但也表现得不够好，生活可以部分自理或不能自理。此阶段最容易出现各种各样的精神症状和行为异常，幻觉、妄想、不安、发脾气、骂人打人等攻击行为，使照料的困难进一步加重。本阶段失智老人已经丧失独立生活的能力，必须有人照顾。这一阶段对失智老人的照护需要更多技巧，既要给予生活上的照护，也要积极应对老人的精神和行为问题。有技巧的照护，不但能协助药物起到延缓认知下降的作用，还能改善精神和行为问题，同时具备良好的疾病知识和照护技巧也可以降低照护员在照护老人过程中的压力。

三、晚期

晚期也就是疾病的重度阶段，可能延续 1~3 年时间，这阶段疾病给大脑带来的伤害已经使得失智老人不认识家人，也不知道自己是谁，记忆只残留一些碎片，可能只能说出单个词语甚至缄默不语。完全丧失做事情的能力，生活不能自理，不能独立吃饭，无法独自行走，会有大小便失禁，最终可能因为营养不良、褥疮、肺炎等并发症或因衰竭而失去生命。这一阶段照护员的工作可能更侧重于日常生活的照护，保证营养、日常生活的规律，预防并发症的发生。

第三节 失智症的基础评估

一、评估内容

失智症典型表现包括三个方面：认知功能下降，精神行为症状

Note

和生活能力下降，所以对失智症的全面评估也要涵盖这三个方面。

（一）认知评估

对认知功能的评估能够客观反映失智老人的认知功能是否有损害，以哪种认知领域损害为主，损害的严重程度如何。常用的评估工具包括对总体认知功能进行评估的工具，如简易精神状态检查（mini-mental state examination，MMSE），最常被用于失智症的筛查；蒙特利尔认知评估（Montreal cognitive assessment，MoCA），可用于轻度认知损害的筛查；阿尔茨海默病评估量表认知部分（Alzheimer disease assessment scale-cog，ADAS-cog），可用于评估阿尔茨海默病治疗干预的疗效；临床痴呆评定量表（clinical dementia rating scale，CDR），用于失智症严重程度的评定。

此外还有针对记忆力、注意力、语言、视空间功能、执行功能等各种认知功能的专门评估工具，用这些工具对失智老人进行评估，可以发现他们在哪些方面的能力损害严重，哪些方面相对保存，可以为失智老人照护和训练方案的制订提供依据。

这些认知评估工具均需要经过专门培训才能够使用。

（二）精神行为症状的评估

失智症的精神行为症状表现具有多样性，涉及精神功能的各个方面，需要对各种精神和行为症状进行全面评估。常用评估工具有神经精神症状问卷（neuropsychiatric inventory，NPI），阿尔茨海默病行为病理评定量表（behavioral pathology in Alzheimer disease rating scale，BEHAVE-AD），Cohen-Mansfield 激越问卷（Cohen-Mansfield agitation inventory，CMAI）。另外还有专门评估失智老人抑郁症状的常用量表：康奈尔痴呆抑郁量表（Cornell scale for depression in dementia，CSDD）。其中 NPI 是对常见精神行为症状的全面评估，简单易行，可在经过一定培训后使用。

（三）生活能力的评估

日常生活能力可以通过在家和社区的日常生活活动来反映。日常生活能力包括两个方面：基本日常生活活动（basic activities of daily living，BADL）和工具性日常生活活动（instrumental activities of daily living，IADL）。BADL 指独立生活所必需的最基本功能，

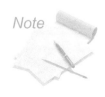

Note

如穿衣、吃饭、洗漱、上厕所等，IADL 包括更复杂、要求更多的日常或社会活动能力，如出访、乘交通工具、管理钱财、打电话、做家务等。失智老人在轻度阶段最早累及的是 IADL，中度阶段 BADL 亦衰退，不能完全自理，到了重度阶段，失智老人的日常生活能力会完全丧失。

由于认知功能的下降，大部分失智老人不能客观评价自己的日常能力，一般会通过对知情者的询问来进行评估。

二、常用评估工具简介

这里介绍几种最常用的失智症评估工具。

1. MMSE 是国内外应用最广泛的失智症筛查量表，测查定向力、记忆力、注意力、语言能力和视空间能力。测试满分是 30 分，正常分值为 27~30 分，21~26 分提示可能为轻度失智症，11~20 分可能为中度失智症，低于或等于 10 分提示为重度失智症。

2. AD8（表 3-3-1）是一项询问知情者的认知损害筛查工具，由美国华盛顿大学编制，共 8 个条目，询问知情者老人在最近几年的时间里因为认知问题导致的改变，评估记忆、定向力、判断力和功能水平的变化，不受文化和教育水平的影响，若 AD8 总分 ≥ 2 分，高度怀疑老人存在认知下降，建议老人应尽早到记忆中心进行专业诊断和评估。

表 3-3-1　AD8 痴呆筛查问卷

记住"是，有改变"表示在过去几年中有因认知（思考和记忆）问题导致的改变	是，有改变	不是，没有改变	N/A，不知道
1. **判断**力有困难：例如容易上当受骗，落入圈套或骗局，财务上不好的决定，买了不合适的礼物等			
2. 对业余爱好、活动的**兴趣**下降			
3. 反复**重复**相同的事情（例如：提同样的问题，说或做同一件事，或说相同的话）			
4. **学习**如何使用工具、电器或小器具（例如电视、洗衣机、空调、煤气灶、热水器、微波炉、遥控器等）方面存在困难			
5. 忘记正确的**月份和年份**			
6. 处理复杂的**财务**问题存在困难（例如平衡收支、存取钱、缴纳水电费等）			
7. **记住约定**的时间有困难			
8. 每天都有**思考和/或记忆**方面的问题			

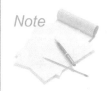
Note

3. 画钟测验（图 3-3-1）是一项简单易行，在家里就可以做的测验，告诉老人："请您在纸上画一个钟，包括表盘和数字，并把指针指在 8：20。" 3~4 分表明认知水平正常，1~2 分则表明认知水平下降。

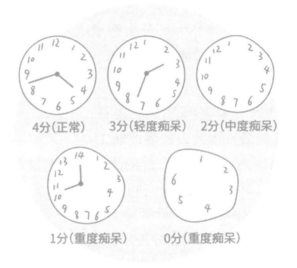

图 3-3-1　画钟测验

画钟测验的评分方法为：

- 画好一个封闭的圆，1 分
- 数字的位置正确，1 分
- 12 个数字均没有漏掉，1 分
- 将指针置于正确位置，1 分

4. 日常生活能力量表（Activity of Daily Living Scale，ADL）（表 3-3-3）是一项非常简单实用的对生活能力进行评估的工具，由美国 Lawton 和 Brody 于 1969 年制定。共有 14 项，包括两部分内容：一是躯体生活自理量表，共 6 项：评定上厕所、进食、穿衣、梳洗、行走和洗澡的能力；二是工具性日常生活能力，共 8 项：包括打电话、购物、备餐、做家务、洗衣、使用交通工具、服药和自理经济的能力。总分最低 20 分，为完全正常，大于 20 分有不同程度的功能下降，最高 80 分 。单项分 1 分为正常，2~4 分为功能下降。

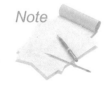

Note

表 3-3-2 日常生活活动量表（ADL）

1. 自己搭公共汽车	1	2	3	4	0
2. 到家附近的地方去（步行范围）	1	2	3	4	0
3. 自己做饭（包括生火）	1	2	3	4	0
4. 做家务	1	2	3	4	0
5. 吃药	1	2	3	4	0
6. 吃饭	1	2	3	4	0
7. 穿衣服、脱衣服	1	2	3	4	0
8. 梳头、刷牙等	1	2	3	4	0
9. 洗自己的衣服	1	2	3	4	0
10. 在平坦的室内走	1	2	3	4	0
11. 上下楼梯	1	2	3	4	0
12. 上下床、坐下或站起	1	2	3	4	0
13. 提水煮饭，洗澡	1	2	3	4	0
14. 洗澡（水已放好）	1	2	3	4	0
15. 剪脚指甲	1	2	3	4	0
16. 逛街、购物	1	2	3	4	0
17. 定时去厕所	1	2	3	4	0
18. 打电话	1	2	3	4	0
19. 处理自己的钱财	1	2	3	4	0
20. 独自在家	1	2	3	4	0

评分标准：1. 自己可以做；2. 有些困难；3. 需要帮助；4. 根本没法做；0. 不适用

第四节 失智症的药物治疗

一、治疗药物种类

一旦诊断失智症，一定积极开始药物治疗，并长期维持治疗，虽然现有的药物治疗并非针对疾病病因的治疗，不能从根本上治愈疾病，但规范的药物治疗在早期能够改善认知功能，最大化延缓或阻止疾病的进展，提高失智老人的日常生活能力，预防并缓解精神行为症状。改善失智老人和照护者的生活质量，这也是失智症药物治疗的目标。

（一）胆碱酯酶抑制剂

记忆与脑内的乙酰胆碱含量有关，失智老人脑内胆碱能细胞变

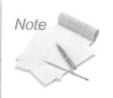
Note

性脱失，会导致乙酰胆碱含量减少，而乙酰胆碱主要通过胆碱酯酶进行代谢，胆碱酯酶抑制剂可以抑制胆碱酯酶，进而增加脑内乙酰胆碱的浓度。

胆碱酯酶抑制剂包括多奈哌齐、卡巴拉汀和加兰他敏。

（二）N- 甲基 -D- 天冬氨酸（NMDA）受体拮抗剂

谷氨酸盐是中枢神经系统主要的兴奋性神经递质，谷氨酸盐兴奋毒性与阿尔茨海默病的发病机制有关。谷氨酸盐增多会增加NMDA 受体活性，NMDA 受体拮抗剂可以保护脑细胞免受谷氨酸盐激活的兴奋毒性作用而治疗失智症。

NMDA 受体拮抗剂是美金刚。

（三）其他药物

此外还有一些药物用于失智症的治疗，包括脑循环改善剂：舒脑宁、尼麦角林、尼莫地平、银杏叶提取物等；脑代谢增强剂：奥拉西坦、茴拉西坦、吡拉西坦、神经营养因子等；影响自由基代谢的药物：维生素 E、雌激素等；以及叶酸制剂、司来吉兰、他汀类、非甾体类抗炎药等，但这些药物循证医学证据并不充分，有效性尚待进一步研究。

（四）精神行为症状治疗药物

对失智老人精神行为症状的治疗，非药物干预是首选方法，在药物治疗方面，首选抗失智症药物治疗，包括胆碱酯酶抑制剂和NMDA 受体拮抗剂。只有在给予规范抗失智症药物治疗和规范系统的非药物干预无效时，或遇到以下严重且紧急的精神行为症状，才合并精神药物治疗：①重性抑郁发作伴或不伴自杀观念；②造成伤害或有极大伤害可能的精神行为症状；③对自己和他人安全造成风险的攻击行为。

这些精神类药物包括抗精神病药物、抗抑郁药物、心境稳定剂、抗焦虑药等。这些药物一定从最低剂量起始，根据治疗反应以及不良反应缓慢逐渐增加剂量，使用最低有效剂量进行治疗，并定期评估病情，在病情改善后及时考虑是否可减少剂量或停用药物。

以上药物治疗方案的制订均需要由从事认知障碍诊疗的医生进行，作为照护员，需要协助家属向医生详细提供失智老人在认知、

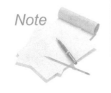
Note

精神行为和生活能力方面的各种表现，以及尽可能详细的老人的躯体疾病病史、用药史等，为医生合理治疗方案的制订提供依据；并在医生的指导下对老人服用新药后的变化，尤其是药物的副作用进行仔细观察，为随访过程中治疗方案的调整提供帮助。

二、药物安全性注意事项

（一）胆碱酯酶抑制剂

对于服用胆碱酯酶抑制剂的失智老人，有以下问题值得关注：

1. 最值得关注的是胃肠道副作用，老人可能会出现胃部不适、恶心、腹泻等，这些副作用多出现在治疗初期，一般两周左右会自行缓解，可以用低剂量起始、缓慢加量的方法来减少此类副作用的出现。如果胃肠道副作用并不严重，无须特殊处理，如果严重一定及时复诊。

2. 另一个值得关注的问题是对心脏传导的影响，药物可能会减慢心率，加重心脏传导阻滞。如果失智老人本身已存在这方面的问题，一定告知医生，医生在开具药物之前，也会给老人做心电图检查。在治疗过程中，也需要监测脉搏情况和心电图变化。

3. 此外这类药物也可能会引起头晕、血压偏低，加重支气管哮喘或消化道溃疡等。

如果医生给失智老人开了这类药物，照护员应该在服药后的两周内注意老人的胃肠道情况，给老人吃容易消化的食物，注意老人是不是有食欲不好，胃不舒服，注意老人的排便情况，多给予老人安慰，帮老人顺利度过药物的副反应期。如果老人服药后出现呕吐、一天多次腹泻等较严重的情况，要告知家属带老人及时去医院复诊。另外还要经常数老人的脉搏，给老人量血压，如果老人醒着时脉搏低于50次/分，或血压比平时明显降低，也要告知家属带老人及时复诊。

（二）NMDA 受体拮抗剂

对于 NMDA 受体拮抗剂，可能出现的副作用常见头痛、头晕、疲倦感，一些失智老人服药后可能出现肌张力增高，少数人会出现幻觉。老人在服药过程中出现任何明显不适，都建议及时复诊与医生讨论。

（三）其他精神药物

精神药物有更值得关注的安全事项。

Note

1. 非典型抗精神病药物：常用的非典型抗精神病药物对失智症伴发精神行为症状的治疗属于"适应症"应用，这类药物会增加失智老人心肌梗死、脑血管疾病、体重增加、糖尿病的风险，可能引起帕金森综合征、迟发性运动障碍、步态异常、嗜睡，这些问题都会增加失智老人跌倒、骨折的风险。

2. 抗抑郁药物：目前临床上常用的新型抗抑郁药物，安全性较高，但也常见胃肠道副作用，有一些药物会延缓心脏传导，影响运动功能，导致口干、便秘、排尿困难，也有文献报道可能增加罹患糖尿病的风险，增加老年人中出现骨折、跌倒和骨密度降低的风险。

所以对于这类药物的应用一定要经过医生的详细评估，短期给予有针对性的规范治疗，并定期复诊，进行规律的随访来调整药物。

作为照护者，如果我们照护的老人出现精神行为症状，一定要仔细观察并记录症状有什么具体表现，在什么情况下发生，什么情况能让症状减轻等，将这些信息提供给医生，为医生治疗方案的制订提供帮助。如果医生给老人开具了上述精神科药物，要观察老人服药后有没有肢体僵硬不灵活，有没有行走困难、步态不稳，有没有乏力腿软、白天困倦。一定注意这些药物都会增加跌倒的风险，要加强看护。另外需要提醒家属定期复诊，告知医生老人服药后各种好的变化和不好的变化，为医生调整治疗方案提供帮助。

绝大部分药物都经过肝脏代谢、肾脏排泄，所以对于服药治疗的失智老人，要定期监测肝肾功能，同时在医生指导下监测血常规、电解质、甲功、血生化、心电图等，以了解老人服药后的相关副反应情况。

此外，失智老人可能共患多种躯体疾病，会同时服用多种治疗药物，需要考虑这些药物之间，以及药物与各种疾病之间的相互影响。比如因抗凝治疗服用华法林，许多药物都会与华法林产生相互作用，导致华法林的作用增强或减弱，使老人容易栓塞或出血。因此失智老人增加任何一种新药前都要告知医生现患的躯体疾病和服用的药物，让医生来判断药物的安全性。

（李涛）

Note

第四章 与失智老人建立有效沟通

本章大纲

第一节 失智老人常见的沟通问题

第二节 与失智老人的沟通原则

第三节 与失智老人的沟通技巧

学习目标

1. 掌握常见沟通问题

2. 掌握基本沟通原则

3. 掌握沟通基本策略与技巧

4. 了解不同的沟通方法

前 言

沟通是人与人之间、人与群体之间思想与感情的传递和反馈的过程，以求思想达成一致和感情的通畅。通过有效沟通可以促使人与人之间相互理解，产生信任。正如我们和信任的朋友在一起时会感到心情愉悦一样。如果失智老人能把照护员当作信任的朋友，那么失智老人就能获得安全感，对照护人员敞开心灵，照护过程中需要解决的异常问题就会减少。所以有效沟通是失智老人照护员必须重视的一项技能。

有效的沟通是良好照护的基础。了解失智老人常见的沟通障碍和原因，掌握与老人沟通的有效方法，有助于照护者和老人建立起全新的沟通模式，为优质照护打好基础。

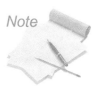

Note

第一节 失智老人常见沟通问题

失智症逐步发展的过程中伴随着四种重要能力的下降，即认知能力、推理能力、判断力和记忆力。每种能力的下降程度都将影响老人的身体和心理状态，也会出现不同的沟通问题，需要采用不同的沟通方式。

一、早期

（一）失智症早期老人的特点

在失智症早期，失智症老人身体机能一般比较正常，听、看、说话及移动能力非常好。这一时期的老人还明确地知道自己活在现实之中，能很好地确认时间和地点。除了最近发生的事情以外，记忆力相当完整。但短期的记忆减退开始影响失智老人的日常生活。他们会忘记刚发生没多久的事情，遗忘刚才正在做的工作或将前往的目的地。容易混淆地点，在去买菜或者回家的途中迷路。

由于记忆能力和推理能力下降，老人逐渐意识到自己与周围的环境格格不入，而变得焦虑、尴尬，避免人际交往，退出社交活动。失去对生活的热情或兴趣，变得心情抑郁。意识到自己生病的恐惧和不愿承认自己是个病人的矛盾心理是早期失智老人的典型特征。

（二）与失智症早期老人沟通时的常见问题

常见问题	沟通原则
1.情绪喜怒无常	● 这是因为老人自己内心很焦虑，害怕自己的病情，所以非常敏感易怒 ● 不要问失智老人："你还记得 XX 吗？""这是为什么？"之类他答不上来的话 ● 尽量挑些他们喜欢的话题
2.容易忘记最近发生的事情	● 不要责备和埋怨 ● 一些明显的标识，让他能直观地知道该怎么做

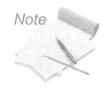

续表

常见问题	沟通原则
3. 重复说同样的话	● 早期的失智老人为了掩饰自己有问题，往往会准备一段流畅正常的话来掩饰自己的问题。但又很容易忘记自己已经说过，所以会重复不断地说 ● 每次开头对于他们来说都是新的开始 ● 照护人员也要像第一次听到一样耐心地听
4. 怀疑他人偷窃	● 其实那个东西的丢失可能是表示他没有安全感，或者他不喜欢某件事 ● 要相信失智老人在潜意识里是知道事情真相的 ● 顺着他的话往下问，问问他在担心什么，找到事情背后的真实原因
5. 负面情绪难以安抚	● 失智老人失去了逻辑能力，所以也不会压制自己的情绪，稍微不开心就会爆发式地宣泄出来。尤其是自己出现错误时，会指责他人 ● 如果他已经生气了。那么你可以和他站在统一战线上，让他把情绪发泄出来，而不是试图压制改变他

二、中期

（一）失智症中期老人的特点

这一时期失智老人的症状表现更加明显。记忆力下降，近期记忆几乎完全失去，但对过去一些往事却记忆犹新。因为理性思考能力、视力和听力的退化，现实变得迷离。认知能力的下降会让失智老人不再明确地去分辨对错。失智老人不再因为觉得自己与现实世界有差异而感到矛盾纠结。由于判断力下降，失智老人会无法确认生活的时间和空间，所以时常会穿越在自己人生中的各个时期，有时会不接受镜子中的自己。可能出现幻听、幻视、幻闻，影响各种感知，每次老人的情绪变化也许会和当时经历的情景一样。很多失智老人在傍晚时会出现"日落综合征"，因为过去一般在这个时候

Note

老人都需要做一些重要的事情，比如下班、接孩子、做饭等。如果不去做就会出现紧张、愤怒等不良情绪。

（二）与失智症中期老人沟通时的常见问题

常见问题	沟通原则
1.寻找已经去世的亲人	● 这是因为失智老人近期记忆消失，已经活在了自己年轻的时候 ● 找妈妈可能代表的是一种对安全感的寻找或者对现实的抵触 ● 这时候不要试图用各种证据告诉他真相，或者是劝他。而是要像他妈妈真的还在一样，问问他关于他妈妈的事，比如"您的妈妈是做什么工作的？""您的妈妈一定特别爱您吧？"探寻他真正寻找的是什么
2.过多的饮食需求	● 这时候吃饭可能只是一种他寻求关注，获得尊重的象征 ● 可以问他："您最近一次吃饭是什么时候？""您最爱吃什么？""如果您不吃饭的话，最坏的结果是什么？"以此来提示他想起潜意识中真正的事实 ● 在解决此种情况时，注意每次提供的饭量不可过多。或者在钟表时间刻度上贴上吃饭的时间提示
3.出现幻觉臆想	● 由于大脑让老人活在过去的场景，幻听和幻视是很正常的现象 ● 在他们眼中，所有的场景都是感同身受的。正如我们看到一张桌子在屋里，但所有人都跟我们说屋里没有桌子时我们的心情如何 ● 所以不要告诉他根本没有人。这个场景在他大脑里印象如此之深可能因为它有着重要的意义 ● 问问具体的场景和他的感受。找到真实的原因。比如"有几个孩子？""他们都在干什么？""怎么做才能让他们不吵？"

Note

续表

常见问题	沟通原则
4. 把他人当成自己的亲人	● 这是因为老人活在了过去，而且会将现实与过去重叠在一起 ● 使用周围的事物来代表过去记忆中出现的人和事。而且老人可能是为了填补自己内心的空白或创伤而为自己寻找了一剂良药 ● 如果没有带来很不好的影响的话，在家属同意的基础上，不用过度干预此事

三、晚期

（一）失智症晚期老人的特点

随着失智老人脑部的病变逐渐加重，身体的机能也开始随之退化。进入失智症晚期的老人语言能力开始逐渐丧失，说话方式变得模糊不清，或者精神混乱，话题失去连贯性直至最后失去语言能力。记忆储存的内容也越来越少，可能会难以辨认朋友和家人。对看过听过的事情已经完全无法理解，无法回想词汇的含义。早期习得的习惯性行为开始凸显。例如老人会出现吮吸手指（图4-1-1）、搓手、拍桌子等行为，会像婴儿时期一样向嘴里放各种东西或触摸各种东西，用触觉来感知世界。一部分会不停地游走，几乎不停歇。另一部分则会步伐迟缓，喜欢在安静的角落独处，几乎不主动运动。最后他们都将失去行动能力，仅保留本能。在身体机能上，失智老人退化的顺序与婴儿成长的顺序正好相反，但是在内心情感上，老人拥有丰富的一生，有沉淀的智慧。不要在意识上把他们当作孩子。

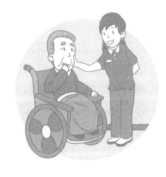

图 4-1-1 失智老人用触觉来感知世界

Note

（二）与失智症晚期老人沟通时的常见问题

常见问题	沟通原则
1.无法使用语言沟通	● 失智老人在晚期会出现语言沟通能力下降。但对于图像、触摸、音乐等触摸方式还能有感知能力 ● 这时候不需要使用语言沟通，正如你说汉语，有人却用印度语来跟你沟通，你也会不想说话。所以要用失智老人熟悉的表达方式去与他沟通
2.持续游走，不参与沟通	● 一部分失智老人在晚期会不断地走动使得他保持生机，感到愉快，控制焦虑，消除无聊情绪 ● 这时走是一种本能行为，也有利于他的情绪，但要注意保护他的身体，使用他感兴趣的事物来吸引他的注意力，或者在他的必经之路上放上可以休息的座椅。可以让他暂时地停下来
3.出现误食等异常行为	● 这些可能是老人过去的一些习惯性动作，例如过去做领导时巡视发表意见的动作，或是过去是纺织工人在地上织地毯的动作 ● 这时照护人员可以模仿他们的动作，引起他们的注意，他们会把你当成同事，愿意跟你聊聊。婴儿有口唇敏感期，那时候婴儿用嘴感知世界。失智老人也是如此 ● 不要过度干预，要注意保证安全，保持老人周围的物品的清洁
4.完全卧床，失语失能	● 此时老人身体机能退化，与外界的沟通变得困难，但沟通不一定是要说话发声，一次情绪的共鸣，一个眼神的接触也是一次沟通 ● 这时可以用触摸的方式，让老人能感觉到你。他握紧你的手就是给你反馈，就是一次有效的沟通 ● 播放他喜欢的音乐，比较容易引起他的共鸣

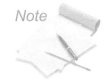
Note

第二节 与失智老人的沟通原则

失智老人在身体机能和思维能力逐步下降后，对情绪感受的本能反而可能更加敏感。正如婴儿在出生后不久就能感受到大人的情绪。所以在与失智老人沟通时首先要调整自己的心态和情绪。正确认识失智症，从心底尊重失智老人，对他们的感觉感同身受才能传递给失智老人正面信息，获得他们的信任，进行有效沟通。

一、包容接纳失智老人

第一，在与失智老人沟通时要清空自己个人的想法和感受，完全接纳失智老人。不要将自己的情绪，尤其是不良情绪带入到沟通过程中。不要根据自己现有的个人的价值观去判断失智老人的行为和语言的是非对错。要相信失智老人表达的每一个信息后面都有可以理解的原因，全心全意地为老人付出。

第二，在与失智症老人沟通前要确认自己精神完全放松，并把精神放松的讯息传递给沟通对象。另外要设法减少周遭会造成分心、刺激的杂讯。如果对象有使用眼镜或助听器，请协助他们立即使用。

事例 1：调整好自己的状态

有一位失智老人，由于在年轻时经历过家庭暴力，当时的痛苦感受给她留下了深刻的印象，所以在年老了之后，她非常缺乏安全感，时常会有暴力倾向。在与其沟通之前一定要调整好自己，清空惧怕发生暴力行为的心理。只把她当成一个需要安全感的老人。否则如果由于恐惧而无法靠近，说话的方式和内容都会有距离感，而无法进行有效沟通。

二、开放自己的身心

从沟通组成看，一般包括三个方面：沟通的内容，即文字；沟通的语调和语速，即声音；沟通中的行为姿态，即肢体语言。这三者的比例为文字占7%，声音占38%，行为姿态占55%。同样的文字，

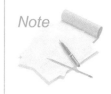
Note

在不同的声音和行为下，表现出的效果是截然不同的。

　　在与失智老人沟通过程中，行为姿态和声音传递的信息占比非常大。要完全敞开自己的心灵和身体，不要有所顾忌，用心去看，用本能去感受，配合丰富甚至夸张的身体语言去表达自己，让失智老人能明确地接收到信息。同时，也要仔细观察老人的表情变化（图4-2-1），通过细微的表情变化，捕捉老人想要表达的信息。

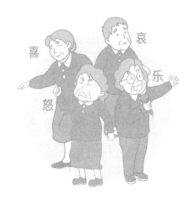

图 4-2-1 不同的表情表达不同的情绪

三、带着同理心去理解老人

　　同理心就是设身处地站在他人的角度去体会他人的情绪和情感。主要体现在情绪自控、换位思考、倾听能力以及表达尊重等与情商相关的方面。同理心的出发点是情感和感受。在换位思考时也应是从感受的角度。

 事例2：换位思考

　　一位失智老人每次吃到黄瓜时都会吐掉，还会跟别人告状说护理员在黄瓜里下毒要害他。在进行换位思考时不应该想象自己吃黄瓜的味道，而是应该想象当自己吃自己最不爱吃的东西时的感受。只有学会了使用同理心才能体会到老人的感受。

四、认同老人的情绪和认知

　　很多失智老人对时间和现实的判断力下降，所以他们的意识可能停留在记忆中不同的时间阶段并随时切换。他们的情绪也不受理性的

Note

控制，会随时变化。好的沟通者要能感受到老人话题及情绪的变化，能跟随老人的节奏变化随时变化，并通过相应的沟通技巧，促进失智老人更深层次地表达自己的真实需求，找到失智老人行为背后的原因。我们应该接受失智老人的真实状态，而不应设法改变他们。

事例3：认同老人的情绪和认知

一位老人时常想起她的妹妹而感到十分悲伤。她和妹妹曾经有过一段非常亲密幸福的时光，但现在她的妹妹已经去世了，而她却不愿意承认这个现实。当她表达痛苦的情绪时，护理员可以给她一个倾诉的对象，而不是设法阻止，让情绪累积在心里。在表达情感的需求达到后，她可能会马上转变情绪，回想起幸福的时光。此时护理员也要快速跟随转换到幸福时光的话题上，通过提问等方式，让老人回想起更多幸福。

五、满足他们的需求

马斯洛需求层次理论将人类需求像阶梯一样从低到高按层次分为五种，分别是：生理需求、安全需求、爱的需求、尊重需求和自我实现需求。五种需要像阶梯一样从低到高，按层次逐级递升，但这个次序不是完全固定的，可以变化，也有多种例外情况。该理论认为某层需要获得满足后，另一层需要才出现，多种需要未获满足前，首先想满足迫切需要。

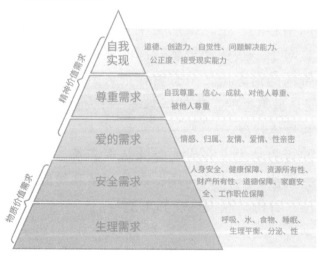

图 4-2-2 马斯洛需求层次

Note

根据马斯洛需求层次理论分析失智老人所处的需求阶段，即可判断出失智老人最需要的是什么，即可有效满足失智老人的内心需求，达到有效沟通的效果。

六、不要压制负面情绪

一个人痛苦的感觉如果能在一个可信赖的倾听者面前表达出来，得到他的承认和认可，这种感觉会减弱，如果被忽视或抑制，这种痛苦的感觉将会增强。通过同理心，接受老人表达的所有情感。与他们一起分享这些情感，然后鼓励他们表达出来。我们要知道，失智老人肆无忌惮地表达自己的情感是为了自我治愈。

> **事例 4：不要压制负面情绪**
>
> 某个失智老人每天傍晚都会起身说要去接孩子放学，如果对她说："您孩子早就长大了，不需要您接了，您快坐下。"这时她会感觉很紧张和不安，甚至是恐惧愤怒。后来尝试问她："您不去接孩子会怎么样呢？"失智老人回想起过去因为晚接孩子而差点失去孩子的场景，并表达出当时的紧张情绪。然后就逐渐安静了。其实她是因为内心紧张而引发了这样的行为，表达出来之后就平静了。

七、理解行为背后的原因

失智老人现在的行为往往是因为过去的经历的影响。失智老人经历了漫长而精彩的一生，虽然晚年失智了，大部分的记忆都会逐渐失去，可是对于一些触动情感较深的事情却会一直萦绕在心。早期的、根深蒂固的情感记忆一直留存很久。可能是一个开心或悲伤的事情，可能是最熟悉的工作的场景等。行为背后是他一生的经历、感受、思想和身体状况。

或者他的行为是为了完成人类的基本需求，例如为了不留遗憾地离开人世，解决未完成的问题；表达感情和被倾听的需求；要获得认同、地位、身份；减少疼痛和不适等。

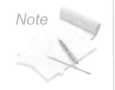

Note

事例5：理解行为背后的原因

　　有一个老人，每天都会画好妆背着小旅行包，戴着漂亮的遮阳帽在公共区走来走去。还经常拉上另外的一个爷爷，强迫他一起走，如果有人中途打断她，劝她休息或者去吃饭，她会很不高兴。通过了解，她此前最美好的时光是和丈夫一起去国外旅行。而她的种种行为都是为了沉浸在当时幸福的感觉中。由此可见，每个失智老人的行为背后都是有原因的。

八、相信老人心里都明白

　　失智老人经历了丰富精彩的一生，拥有着一生经历沉淀的智慧。不要从心理上把老人当成孩子。老人的经历都藏在潜意识中。要相信失智老人在潜意识中是明白发生了什么的。只是很多时候他们需要引导回想，或者是不想承认现实。

事例6：相信老人心里是明白的

　　有一位失智老人，经常说要回家找女儿，实际上她的女儿已经出国很久，一直在国外生活。在一次沟通过程中，护理人员并没有向她解释她家庭的现状。而是与老人谈论起她家里一定很棒，在家里发生的一些开心的往事以及过年的细节，等等。当护理员再次提到回家找女儿的话题时，老人突然哭了，她自己说女儿已经不在家了，很多年都没有回来，家人也都不在了，家里太冷清了。这说明老人实际上是知道现实情况的，只是自己一直在逃避。

第三节 与失智老人的沟通技巧

一、前期准备
（一）深度了解

　　与失智老人建立有效沟通要做好充分的前期准备。在进行沟通前要尽量多地了解沟通对象，做到知己知彼。通过与家属的沟通获得老人的信息，首先要了解老人现在的生活习惯、沟通习惯、兴趣

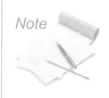
Note

爱好、异常行为、禁忌话题等基本内容。由于失智老人现在的行为是因为过去的经历，所以还需要了解老人过去的经历。

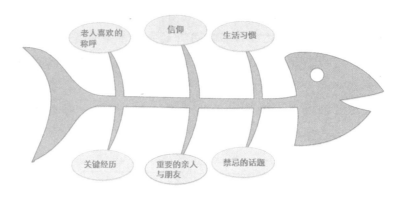

图 4-3-1 沟通前需要了解的老人信息

（二）判断需求

根据老人过往的经历判断老人最迫切的需求是什么。如果老人生活环境稳定，基本需求可以得到满足，但曾经出现过被伤害或被忽略的情况导致内心自卑，那么老人很容易在失智后缺乏安全感。在基本的吃喝需求能满足的情况下，老人最需要心理上的安全感。

如果失智老人过往经历中基本需求和安全需求都能得到满足，那么表达自己的情感，社交需求可能是老人最急迫的需求。所以，在与这样的失智老人沟通时，老人跟你说了很多话，愿意在你的面前去表达自己，就说明这是一次成功的沟通。

（三）调整状态

在与失智老人沟通之前，要清空内心集中精神。将注意力集中在老人身上，才能有效感知老人的情绪变化，迅速判断老人各种语言和行为背后的原因。全神贯注地观察他们的眼神、面部表情、身体动作。认真地模仿出这些姿势并体会自己此时此刻的感觉，将情绪调整到与他同样的状态。

失智老人常常语出伤人。他们会疏远朋友或家人，对不熟悉的人存在防范心理。护理人员应站在对方的角度来理解他们的心理，包容忍耐这样的伤害。当然如果护理人员感到沮丧或失败的负面情绪，也应及时找人倾诉，抒发出来。

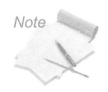

Note

二、语言技巧

（一）巧用提问

开放式问题一般提得比较笼统，答案圈定的范围不固定，给回答者以很大的发挥空间。封闭式问题有点像对错判断或多项选择题，回答只需要一两个词。答案简单，需要回答者表达的内容较少。

一般在想要更多地了解失智老人，促进他表达更多时使用开放式问题。比如："您回家是想做什么？""您最自豪的事情是什么？"失智老人逻辑思维能力退化，使用封闭式问题，回答起来比较简单。比如 "您是不是很想您的女儿？"不要问"为什么"，因为失智老人判断力下降，回答不出事情背后的逻辑，他会产生挫败感。

（二）投其所好

通过了解老人的过去，从老人的兴趣爱好或喜欢的话题开始切入对话，老人会更愿意与你沟通。甚至是外在形象也可以尽量按照老人的喜好去调整。例如一位重度失智的老人，失语失能，对于外界的沟通已经很久没有任何反应。老人年轻时曾喜欢打篮球，护理人员穿着运动装，使用篮球作为辅助工具与其沟通时，获得了老人的回应。

（三）协助表达

失智老人的语言表达能力逐渐丧失。无法准确表述自己的感受和需求。这时护理员应该通过与老人沟通，帮老人表达出来。例如老人不断地要回家去找妈妈，护理人员围绕妈妈的话题与其沟通后，可以帮助老人表达内心的情感："您一定很想您的妈妈吧？"

（四）引发回忆

远期记忆的丧失是失智症发展过程中的典型症状。可以通过有效沟通，引发老人更多的回忆，进而刺激大脑，延缓失智进程。可以使用提问激发老人回忆过去，例如："您是不是经常 / 总是这样？""您从来没有这样过是吗？""您当时是不是感到特别幸福？"等。

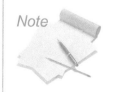

Note

三、非语言技巧

（一）保持眼神接触

眼睛是心灵的窗户，通过眼神能传递很多讯息。在失智晚期，老人心灵完全封闭时，一次眼神接触就是一次有效的沟通。在与失智老人沟通时一定要选择合适的姿势，保证让老人能更容易看到你的眼神。坐位时一般要与沟通对象面对面。如果对方习惯低头，那么就应该弯下腰或者蹲下来，保证直接的眼神接触。当然，如果失智老人抗拒直视的话，就应该避开。

（二）调整语音语调

在与失智老人沟通时要使用清晰、缓慢、热情和充满感情的语调。太高的音调会让老人退缩或者激怒失智老人。太过低沉的声音会由于失智老人的听觉的逐步丧失而被忽视。太快的语速会让失智老人无法理解句子中表达的意思。

使用何种语音语调可以根据失智老人最喜欢的人来设定。如老人最想念爱人，那么可以用温柔、有些崇拜的语音语调。如果最喜欢的是孩子，那么可以用天真、孩子气的语音语调。如果最怀念自己的母亲，可以使用宠爱、包容的语音语调。使用不同语音语调的目的是让失智老人感受到其中包含的感情。

请注意一定不要在老人背后说话，这会引发老人对未知的恐惧。

（三）模仿老人的表情和动作

模仿失智老人的一举一动，让对方觉得你们是同类，愿意与你沟通。从中期开始，沟通的核心从语言内容转向情感，护理人员必须能够通过情感而非语言来和失智老人沟通。有这样一个小故事：曾经有一位奇怪的老人，他不哭也不闹，只是每天打着一把黑伞站在墙角的阴影里。心理医生想了很多办法与他沟通，他都一言不发。最后心理医生开始跟他做同样的事情，与他穿同样的衣服，打同样的伞，就站在他的旁边。就这样过去了半个月。他终于转过头对医生说："嘿，你也是个蘑菇吗？"

（四）使用触摸的方式

当失智老人语言表达能力逐步下降时，会越来越多地使用触觉

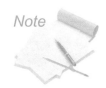
Note

去感知世界。由于失智老人的视觉范围逐渐缩小，看不到侧面的事物，在接触老人时不要从失智老人的侧面或背面接近对方，而且不要太快接近，这样会吓到老人。必须要根据老人的过往经历和内心需求来选择合适的触摸方式。

1.父母式触摸：如父母对待孩子一样拍拍后脑勺。（图 4-3-2）

2.爱人式触摸：如轻抚眉骨到脸颊的位置。（图 4-3-3）

3.孩子式触摸：像孩子牵着父母的手摇晃着撒娇。（图 4-3-4）

4.朋友式触摸：拍拍肩膀表示鼓励。（图 4-3-5）

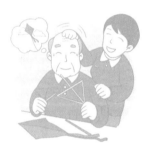 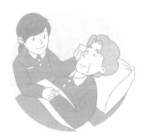

图 4-3-2 父母式触摸   图 4-3-3 爱人式触摸

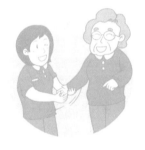 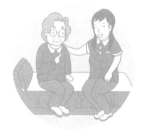

图 4-3-4 孩子式触摸   图 4-3-5 朋友式触摸

以上这些触摸方式仅列举了小部分示例，可根据要表达的各类情感发掘更多的触摸方式。

（五）播放他们喜欢的音乐

音乐被誉为表达人类情感的语言，是在与失智老人沟通时的重要工具。使用老人喜欢的音乐，可有效引起老人的共鸣，还能达到安抚老人的效果。表达逻辑混乱的老人，常常能完整地唱出自己喜欢的歌。即使是已经不再说话的老人，对自己喜欢的音乐，仍会跟着节奏打节拍，甚至努力跟着一起哼唱。

使用音乐时必须要提前了解老人喜欢的音乐类型及具体的曲目。

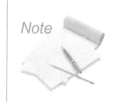

Note

我们觉得好听的或者我们认为老人喜欢的都不一定是好的选择。

事例7：播放老人喜欢的音乐

　　某养老院失智区播放的歌曲是《月亮之上》。95后护理员称是特地找的民族风老歌。但实际上入住该机构的失智老人平均年龄80岁左右。老人们在15~35岁时的流行歌才是他们喜欢的音乐。如此倒推，应该要找60年代左右的歌曲才对。所以，一定要从老人的角度出发去思考。

结语

　　本章中给大家介绍了与失智老人沟通时可能会出现的一些问题和与失智老人有效沟通需要具备的原则和沟通技巧。从心底改变对失智症的认识，理解他们，包容他们，尊重他们，比掌握沟通的技巧更重要。要做到与失智老人有效沟通，仅掌握理论知识是不够的，需要在实践中不断地进行练习，才能达到预期的沟通效果。

（李瑾）

 课后思考与练习

　　一、观察你接触的失智老人存在哪些沟通问题，并试着用推荐的方法沟通。

　　二、练习语言和非语言沟通技巧。

　　三、了解失智老人的过去和现在，并为他量身定制一个沟通计划。

Note

第五章 失智老人精神行为症状的应对

本章大纲

第一节　概述

第二节　失智老人精神行为症状的表现及应对

第三节　失智老人精神行为症状的管理

学习目标

1. 掌握失智老人常见的精神行为问题

2. 熟悉引起失智老人精神行为问题的常见原因

3. 了解失智老人常见的精神行为问题的应对策略

4. 了解干预措施的制定方法和效果评价

前　言

　　失智症的精神行为症状在失智老人中间非常常见，可发生在失智症的任何阶段，不仅给失智老人自身带来痛苦，也给照护者造成困扰。在照护者不理解这些症状时，会认为失智老人很难照护，也可能以为老人故意闹事。

　　本章从失智老人精神行为症状的临床表现、发生原因以及预防与照护方法几方面进行讲解，使照护者掌握有效的方法来照护失智老人，尽可能地降低失智老人出现精神行为症状的频率和程度，减少失智老人自身的困扰及照护者的压力。

Note

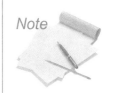

第一节 概述

一、什么是失智老人的精神行为症状

失智老人的精神行为症状（BPSD）指失智老人经常会出现感知、思维内容、情绪或行为的紊乱，是失智症临床症状的主要表现形式之一，约有 90% 的失智老人出现一种或多种精神行为症状。

延伸阅读：

失智老人的精神行为症状 (BPSD)：1906 年，德国精神病学家 Alzheimer 描述首例阿尔茨海默病患者 Frau Auguste D 的表现：开始有情感异常、不忠和嫉妒妄想等，随后出现了记忆力、视空间和语言的损害。1996 年，国际老年精神病学会召开专题专家会议，制定了一个新的疾病现象学术语即失智的精神行为症状（behaviors and psychological symptoms of dementia，BPSD）。

二、失智老人常见的精神行为症状
（一）失智老人常见的精神症状

包含妄想、幻觉、焦虑、抑郁、情感淡漠、错认、睡眠紊乱等。

（二）失智老人常见的行为症状

包含攻击行为、拒绝照护、性异常行为、跟脚、翻弄物品、储藏物品、捡破烂、重复行为等。

三、失智老人精神行为症状的常见原因
（一）生物学因素

失智老人大脑出现生物学改变，导致其记忆力下降，同时还会影响其行为能力、思维功能和情绪调节，进而出现精神行为症状。

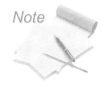

（二）失智老人的个体状况

1. 躯体情况

失智老人如果因身体健康问题或药物反应而出现身体不适，又无法向照护者清楚地描述和表达自己的不舒服，就有可能以行为症状的方式表现出来。

可能的诱发因素：疼痛、发烧、睡眠不足、药物的不良反应等。

2. 精神心理问题

同时患有精神疾病或心理健康问题的失智老人更容易出现精神行为症状。

可能的诱发因素：焦虑、抑郁症、精神病史等。

3. 生活史

失智老人的生活经历，包括以往的工作和生活习惯、个人喜好、重大事件等，都有可能影响老人患病后的心理和行为。因为失智老人的记忆减退是从近期记忆开始的，对于很久以前发生的事情能够在相当长的时间里保留一部分记忆。

可能的诱发因素：家人和朋友、学习和工作经历、生命中的重大事件、成就和荣誉、重要的纪念日、过去的创伤、遭到虐待等。

（三）照护者因素

照护者如果不能理解失智老人，不能在日常照护中满足老人的需要，或者照护者由于态度、沟通、照护方法和技能等让老人感到不舒服，就有可能诱发失智老人的精神行为症状。

可能的诱发因素：照护者缺乏耐心、不礼貌的言语举止、与老人争论、不使用老人喜欢的称呼、护理手法不轻柔、护理计划不适合老人、对老人的生活经历和文化背景认识不足等。

（四）物理环境因素

失智老人的生活环境发生改变，或无法满足老人的需要时，就有可能诱发失智老人的精神行为症状。

可能的诱发因素：从家到养老机构家具和常用物品摆放发生变化、环境嘈杂、让失智老人感觉不舒服的物品、缺乏隐私保护、光线不足或太强等。

Note

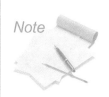

（五）家庭社会因素

失智老人需要一个良好的人文环境，能够让他们有安全感。反之，不良的人文环境将会诱发失智老人的精神行为症状。

可能的诱发因素：嫌弃、指责、缺乏陪伴、不恰当的约束、缺乏有意义的活动等。

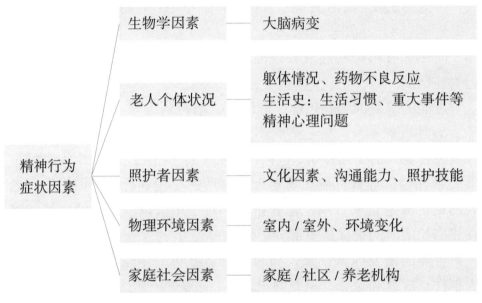

图 5-1-1　精神行为症状发生的可能因素

第二节　失智老人精神行为症状的
表现及应对

随着失智症病程的进展，失智老人会出现各种精神行为症状，比如发脾气、骂人、打人……而这些只是众多问题的一部分，在面对这些问题的时候照护者可能会感到茫然。照护者应理解失智老人的精神行为症状是疾病所致，要以理解和接受的心态，使用恰当的方法去应对。

一、失智老人精神行为症状的干预与应对流程

（一）风险状况评估

当失智老人出现精神行为症状时，首先进行风险状况的评估。根

Note

据给老人自己或他人造成安全风险的程度，分为无或轻度、中度、重度。无或轻度：对老人和他人的安全无明显威胁；中度：有时对老人和他人的安全造成威胁；重度：对老人和他人的安全造成持续威胁。

重度风险时，要将老人及时转至医院进行治疗，包括老人出现伤害他人或自身的行为，或因躯体疾病或药物不良反应引起的行为症状。中度风险时，在非药物干预的基础上需要时带老人就医，包括老人出现焦虑、抑郁、幻觉、妄想、性异常行为、睡眠紊乱等。无或轻度风险时，可以进行非药物干预，包括错认、跟脚、重复行为、翻弄储藏物品等。

（二）收集老人行为表现的详细信息

收集老人行为表现的详细信息，是评估老人的行为症状、分析触发因素、制订有效的行为照护计划的必备条件。照护者需要回顾老人行为问题的整个过程，并客观描述事实。

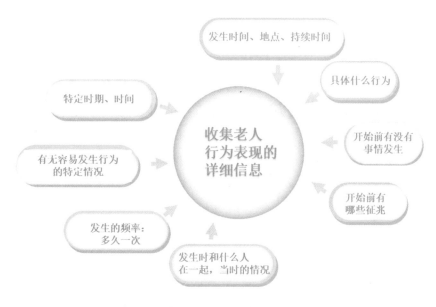

图 5-2-1 收集老人行为表现的详细信息

（三）分析触发原因

收集完老人行为症状的信息后，要对触发行为症状的原因进行排查。可以结合本章第一节失智老人精神行为症状的常见原因进行分析。需要考虑到如下因素：

Note

1. 老人有无身体不适。

2. 老人的情绪如何：如老人现有能力不能有效发挥而产生的沉闷、愤怒等。

3. 环境因素：如环境由熟悉变为陌生、灯光的刺激、声音的干扰等。

4. 照护者因素：不恰当的语言、肢体行为、照护方式等。

5. 老人生活经历相关因素：如周遭的人或事触发了老人对之前生活事件的回忆，而这段回忆让老人感到痛苦，就容易引发现在的精神行为症状。

（四）精神行为症状的应对方法

1. 制订计划，提前预防

通过对老人精神行为症状的洞察和分析，逐渐找到一些可能的触发因素，以及老人在开始这些行为前的细微迹象，这样就可以制订应对问题的照护计划，做到提前预防精神行为症状的发生。

2. 认可感受，平复老人情绪

当老人发生了精神行为症状，切勿与老人发生争执，要明白老人是因为疾病的原因才失去了行为自控能力，争执只会让老人情绪更加波动。要试着去认可老人当时的感受，并适时安慰，平复老人情绪。

3. 平静应对，分散老人注意力

当老人情绪失控或者发生攻击行为时照护人员要平静应对，可以先用老人喜欢的事物来吸引老人，转移老人注意力。

4. 用心观察，提供细微照护

在照护工作中，照护人员要细心留意老人的面部表情、肢体语言、行为等的细微变化。貌似细微的变化，却有可能成为精神行为症状发生的导火线，要特别留意。例如，照护员为老人提供饮食照护时，老人看到饭菜就流露出不愉快的表情，那么，照护人员就不能急着催促老人用餐，而是要慢一些，直到老人愿意进餐。

5. 及时寻求专业人员的帮助

失智老人的精神行为症状的干预与照护有时需要专业团队协同作业，包括医生、专业治疗师、提供支持服务的社工及照护者。当失智老人的精神行为症状让照护者感到非常苦恼，通过转移注意力、

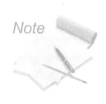

Note

安抚等方法几乎无法奏效，甚至造成照护冲突或给老人自身或他人造成风险时，要及时寻求专业人员的帮助。

（五）评价照护方法的效果，总结经验教训

很多时候，老人的反应就是对照护方法的直接评价。如果老人看上去平静、高兴，说明方法有效。如果老人看上去仍然很痛苦、烦躁甚至愤怒，那说明方法未达到效果，需采用另外的方法。

照护人员要及时记录每次应对老人精神行为问题的处理方法和结果。成功的经验可以帮助照护人员再次用同样或者类似的方法预防或者改善老人的精神行为症状。失败的教训同样能帮助照护人员规避风险。在养老机构中，照护团队需要分享这些经验，以便为失智老人提供个性化、具有持续性的有效照护。

二、失智老人常见精神行为症状的表现与应对

表 5-2-1　失智老人常见精神行为症状的表现与应对

行为	概念 / 表现	应对方法
1.幻觉	幻觉是指在没有客观刺激作用于相应感官的条件下，而感觉到的一种真实的知觉。 幻觉主要分为幻听、幻视、幻触等，最常见的是幻听和幻视。各种幻觉都可以出现，以视幻觉最常见。常见的视幻觉为凭空看见家中有人，或者看见死去的亲人等。	（1）鼓励老人表达真实感受 　当老人发生幻觉时，要先耐心聆听老人的倾诉，鼓励老人表达真实感受。 （2）用同理心认可老人感受 　要站在老人的角度用平静、理解的态度回应老人，不否认、不辩解。 （3）转移老人注意力 　如果老人当时表现得很害怕，那就试着陪伴老人，慢慢将老人注意力转移到令人愉快的事物上来。 （4）改善环境对老人带来的不良影响 　要通过观察，了解环境可能给老人带来的不良影响，并加以改善。比如，一到晚上，老人就把窗户上投下来的树影当成坏人，并表现得很惶恐，睡不着觉，那就把窗帘换成遮光窗帘。 （5）如情况得不到改善，及时寻求专业人员的帮助

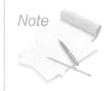

Note

续表

行为	概念 / 表现	应对方法
2.妄想	妄想是失智老人较为常见的一种精神症状。它是不真实的，但却是老人深信不疑的想法。 表现为认为物品被窃（图5-2-1）、住的房子不是自己的家、配偶（或照护者）是冒充的、自己会被遗弃以及配偶不忠等。	（1）安慰老人，倾听表达 　　被偷妄想是妄想症状中最常见的一种。当发生被偷妄想时，老人往往非常生气，此时照护人员要首先安慰老人，倾听老人表达，这样才能平复老人的心情。 （2）认同老人感受并做出行动 　　倾听完老人的表达之后，要表现出认同，让老人感受到照护人员真的关心自己。同时，如果老人说东西被偷了，就付诸行动，与老人一起去找吧。 （3）其他应对：如果老人总是持续地固定地反映某件物品被偷了，那么，就准备一些款式相似的物品，作为替补，重复利用。 （4）如情况得不到改善，及时寻求专业人员的帮助
3.焦虑、抑郁	焦虑可由其他BPSD症伴随而来，也可单独出现。表现为反复询问即将发生的事情，或者害怕独处，也有表现为害怕人群、旅行、黑暗或洗澡之类的活动。 抑郁是失智症最复杂的症状之一，同时也是最常见的症状。表现为持续的心烦，经常哭泣，没有精力，活动减少，甚至有消极想法或行为。	（1）营造安全、平稳的环境 　　营造舒适的环境和良好的采光，并尽量保持平稳。 （2）温和友善的态度 　　失智老人出现焦虑、抑郁情绪时，照护者以温和的态度对待，并安慰老人的情绪。 （3）转移注意力，并寻找原因 　　了解老人的爱好，鼓励参加喜爱的活动，听听音乐等，转移其注意力。并看是什么事诱发了老人的焦虑、抑郁情绪，进行及时的处理。 （4）安全管理，防止意外事件的发生 　　对于有不好的想法的老人，做好物品及环境的管理，防止发生意外。 （5）及时就医 　　老人严重抑郁时，及时就医。

Note

续表

行为	概念／表现	应对方法
4.攻击行为	攻击行为可以体现在言语上，比如辱骂，也可以表现为肢体动作，比如踢、打、推、抓、咬、掐、拧人等，往往是照护者感到最难应对的问题。 由于失智老人的判断力和理解力都在下降，不能理解照护者是在帮他，甚至会把某些身体接触误解为有人要侵犯或攻击自己，从而通过攻击行为进行防卫。也有可能因为照护者的沟通、态度或照护手法问题引起失智老人不愉快而引发攻击行为。	（1）理解并保持冷静 　　当失智老人出现攻击行为时，照护者要理解这是疾病所致，要认识到攻击行为并不是针对某个人，不要为此生气或伤心，更不要指责老人，要保持冷静。 （2）将危险降到最低 　　当老人出现肢体攻击行为时，照护者要把老人周围的危险品和贵重物品收放好，不要靠老人太近，一方面避免自身受到伤害；另一方面避免让老人感受到人身威胁。 （3）及时寻求团队帮助 　　如果老人情绪难以平复、攻击行为一时难以安抚，要及时寻求其他团队成员的帮助，尽快将老人情绪安抚下来。有时，如果是照护者本身的因素触发了老人的攻击行为，那就需要更换另一名照护人员来实施照护。 （4）按照机构管理流程及时汇报 　　如果机构有各种突发事件应急预案，就要按照管理流程进行汇报。机构应本着无责上报的原则，对于此类事件进行汇总，并及时召开攻击事件分析会议。请当事者分享老人行为发生之前和当时的情况，有助于团队成员之间进行交流，积累应对经验，优化照护方案。 （5）分析行为背后的原因 　　首先要分析老人本身的性格特点、行为模式。老人是不是平时脾气就很暴躁、容易激惹。还是老人身体状况的问题。其次要审视照护者自身的问题，是不是言行举止有不妥当的地方造成了老人的不满。

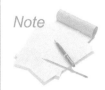

Note

续表

行为	概念/表现	应对方法
5. 拒绝照护	表现为拒绝进食、更衣、洗澡等日常生活照护，甚至在照护过程中出现攻击行为，给照护工作带来极大困难。	（1）与老人建立信任关系 　　有些失智老人拒绝照护可能是对照护者的不信任，或不习惯某种照护方式。可以换一名照护者实施，请老人信任的人劝解或为老人提供照护，避免强行照护。另外，借用老人所崇拜的人说的话，也能收到意想不到的效果。在照护工作中，慢慢与老人建立信任关系，老人的态度也会随之改变，拒绝照护的情况才能改善。 （2）分析原因，消除老人疑虑 　　有的老人拒绝进食，可能怀疑饭里有毒，照护者先试吃一口，再让老人吃；有的拒绝脱衣服，可能担心衣服被偷走，照护者要把衣服放在眼前；有的老人拒绝洗澡，可能是因为害羞，可以先让老人穿着衣服洗，慢慢再引导老人脱去衣服。
6. 性异常行为	失智老人可能会表现出异于健康人群的，一些性亲密，以及不恰当的行为。主要表现在以下方面： ● 公开谈论跟性有关的话题。 ● 公开暴露自己。 ● 公开自慰。 ● 对工作人员以及其他人做出一些不恰当的行为。	（1）持尊重的态度处理，避免嘲讽或蔑视 　　要理解老人因为疾病整个人格都有可能改变，同时不知该如何正确地表达自己的需求。照护人员要用尊重的态度来处理这一切，或者结合老人病情来考虑处理。 （2）团队合作 　　性行为问题比较棘手，需要团队的共同合作来帮助老人。避免照护人员默默承受。
7. 跟脚行为	表现为一刻也离不开照护者，跟随照护者，如影随行。	（1）理解老人对安全感的需求 　　跟脚行为的发生可能是老人对安全需求的一种表达，也是老人对照护者信任的表现。站在这样的角度来理解老人的跟脚行为。

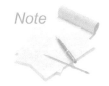

Note

续表

行为	概念／表现	应对方法
7. 跟脚行为	表现为一刻也离不开照护者，跟随照护者，如影随行。	（2）陪伴老人，增加老人安全感 　　平日工作中，要注意加强与安全感有关的沟通或者言语暗示。同时，照护操作尽量安排得有规律一些，避免给老人带来困扰，增加不安。 （3）充分利用跟脚行为鼓励老人参与事务 　　如果老人一直跟脚，同时跟脚行为没有妨碍你的工作，就布置一些事情让老人参与进来。既可以满足老人对安全感的需要，又可以找到自身价值。 （4）用心观察，总结经验 　　针对老人的跟脚行为，照护者要用心观察，不断总结能使老人平静的经验和方法，合理运用。例如，有的老人睡不着觉一直跟着照护人员，是因为他不习惯一个人睡，在老人身边放一个毛绒玩偶问题就能解决。
8. 重复行为	表现为重复问同样的问题，重复说一件事，重复做一件事。	（1）接受老人的行为并恰当引导 　　要理解老人的重复行为是因为老人的短期记忆障碍所致。避免表现得不耐烦或者强烈制止和中断老人的行为。如果可以，利用重复行为让老人做一些力所能及的事。 （2）适时提醒和暗示 　　利用日历、钟表、房间标识等对老人进行现实导向训练。同时，要注意适度进行，不能让老人感受到照护者是在挑战自己的记忆力，引发不快。 （3）鼓励老人参与活动 　　照护者要根据老人的喜好和意愿为老人安排活动，丰富老人的生活，老人就不会因为感到无聊而重复做事了。

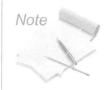

Note

续表

行为	概念/表现	应对方法
9.错认	表现为无法认出熟悉的人、地方和物品，如无法正确叫出家人或照护者的名字，找不到自己的家或房间，或混淆现实与视觉的，往往把电视中的人物或事件当成真的，把照片或镜中的人误认为是真人（图5-2-2）。	（1）回应老人，避免当面纠正 　　如果老人因为错认而叫错了照护者的名字，不要介意，首先给予老人回应，"哎，爷爷，您好啊。"避免当面纠正："我是小李不是小王，您怎么连我也不记得了。"可以视情况在恰当的时候重新介绍一下自己。 （2）主动介绍，避免当面提问。 　　在有访客的情况下，照护者要主动向老人介绍来访者的名字和身份，避免当面提问"这位是谁呀"而引发老人挫败感。 （3）适时提醒，避免强化训练 　　在照护工作中，可以利用生活用品进行提醒。例如，"我们用牙刷刷牙吧""我们来吃苹果吧"，等等。但要注意，避免强化训练老人已经丧失的记忆力，损伤老人的自尊。

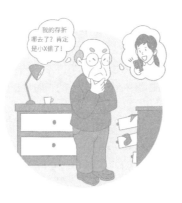

图 5-2-1 被偷妄想

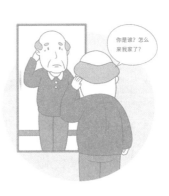

图 5-2-2 错认

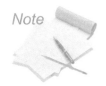

Note

第三节 失智老人精神行为症状的管理

一、失智老人精神行为症状的预防

（一）保持环境的稳定、熟悉

1. 不要经常改变住所。平时要尽量维持失智老人生活在一个熟悉的环境，避免经常更换住所而导致症状的反复。如果搬家或入住养老院，尽量保留老人熟悉的物品。

2. 提供环境的定向标识。老人的日用品要固定位置，必要时做一些简单的标记，来提醒老人识别物品的位置。如果老人辨别房间有困难，可以在房门上贴上老人能够辨认的图案或照片，利用饭碗、马桶的图案标志，引导失智老人辨认餐厅、卫生间。

（二）安排适当的生活活动

1. 做力所能及的家务活动。可根据失智老人的能力，在照护者陪伴下做些简单的家务，如择菜、浇花、擦桌子、叠衣服等，这些活动不仅可以充实老人的生活，还能增加老人的成就感。但不要强迫老人去做，也不要让老人做能力之外的事情。

2. 坚持规律的身体锻炼。躯体疾病所致的入院治疗往往是失智老人病情突然恶化的诱因。因此，应陪伴老人坚持规律的身体锻炼，如散步、做保健操等，以维持良好的身体状况，也可以通过这些身体活动起到分散注意力的作用。

3. 维持娱乐活动和社会交往。评估老人的兴趣爱好和能力，鼓励参加一些感兴趣的娱乐活动，如唱歌、画画、下棋、做手工等。同时，也可以促进失智老人的交往。

（三）采用失智老人能理解的方式进行沟通

1. 用简单、直接的语言。使用简单易懂的语言，避免使用抽象的词语或修饰词。一次只说一件事或只问一个问题。如果要老人做出选择，选项不要超过两个。交谈内容要直接、具体。

Note

2. 语速放慢，留出反应时间。由于失智老人反应慢，交谈时语速要适当放慢，并给老人留出足够的实际反应时间，不要急于让老人回答。如果老人不理解，要耐心重复，并给出一些提示，多以鼓励及肯定性语言交流，避免引发挫败感。

3. 避免与老人争论。与失智老人交谈时语调要平和、友好，如果老人说的事情是错的，并坚持自己想法时，不要与他们争论或试图纠正，可针对问题给予适当解释和安慰，使老人感到被理解（图5-3-1）。

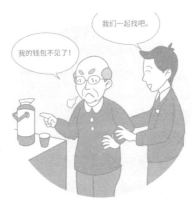

图 5-3-1 避免试图纠正老人

（四）避免伤害老人的自尊

虽然失智老人各方面的能力随着病情的进展而下降，但他们仍保持着一定的自尊心，渴望被人关注和尊重。当老人出现各种异常行为或做错事时，要理解是病情所致，不要指责、批评，甚至取笑，也不要采取措施限制老人的活动，这样会伤害老人的自尊心，引发更多的异常行为。

如果有些问题或行为不会带来太大的影响，可顺其自然。不要纠结失智老人丧失了什么能力，更多关注失智老人还能做好的方面，给予适当鼓励和表扬。

（五）提高照护人员的照护能力

如果沟通和照护方式不当，照护员同样是可能触发失智老人出现精神行为症状的重要原因。因此，应对照护人员进行指导和培训，传授相关知识及应对失智老人精神行为症状的方法。并对照护人员

Note

进行情感支持，改善照护人员本身的身心健康状况。

（六）观察和总结诱发因素

老人的大多数精神行为症状都有其背后的意义和诱发因素，照护人员平日应细心观察和总结。当照护人员了解到是什么外部原因可能诱发了老人的精神行为症状时，要尽可能从源头进行改善。

二、失智老人精神行为症状的非药物干预方法

（一）环境干预

环境干预主要是改善老人生活环境，包括减少可能诱发不良情绪反应、异常行为的刺激因素，增加有利于日常生活功能、诱发正性情感反应及增进安全的设施等。安全、支持性及平静的环境对失智老人的精神行为症状会有一定的改善作用。

1. **物理环境**：包括环境设置、环境提示、环境刺激等（详见本教材第十章失智老人的照护环境设计）。简要干预内容如下：

（1）环境应该保持熟悉，无压力、无变化。

（2）确保环境的安全，管理好危险物品。

（3）设置明显的标识。时间定向标识：钟表、日历等；方向引导标识：房间、餐厅、卫生间贴明显的标识等。

（4）环境的舒适性。光线明亮不刺眼，避免昏暗，色彩温馨舒适。

（5）维持隐私和社交性。

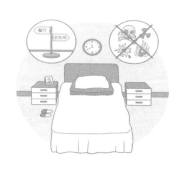
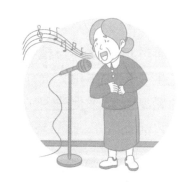

图 5-3-2 安全、舒适的环境　　　图 5-3-3 音乐的魅力

2. **人文环境**：包括周围人的语言、行动、反馈等（具体干预方法详见高级教材第十章失智老人环境治疗）。

Note

（二）音乐疗法

运用音乐特有的生理、心理效应，达到消除心理障碍、修复或增进身心健康的目的。音乐治疗有多种类型和方式，比如接受式（听赏乐曲、歌曲）、主动式（唱歌、弹奏乐曲）、接受与主动综合式。

（三）怀旧疗法

利用刺激、沟通、社会化和娱乐等方式维护个人过去和延续身份。通常需借助照片、音乐、录像、家庭和其他熟悉的事物，来与失智老人讨论过去的活动、事件和经验。

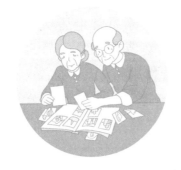 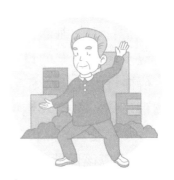

图 5-3-4 怀旧疗法：一起看照片　　图 5-3-5 运动疗法

（四）运动疗法

通过某些运动方式，使失智老人获得全身或局部运动功能、感觉功能恢复的训练方法。比如慢跑、舞蹈、太极拳、家务劳动等，从而改善失智老人的精神行为症状。

（五）园艺疗法

主要通过植物及其与植物相关的活动对老人的生理和心理健康及恢复产生一定的作用，简单地说，就是用园艺来治疗。通过与自然环境的紧密互动来促进身心健康，针对不同的老人，选用不同的植物和园艺活动。

（六）宠物疗法

有针对性地利用动物来帮助治疗疾病。宠物疗法可以减少躁动，并且提高失智老人与社会互动的程度和质量，对沟通和应对能力有积极的影响，减少失智老人的孤独感及焦虑，降低失智老人的攻击

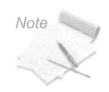

Note

性及照护者的负担。

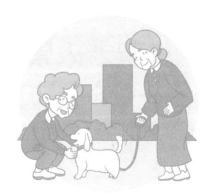

图 5-3-6　宠物疗法

（七）照护人员干预

照护人员的照护能力及身心健康与失智老人发生精神行为症状密切相关，通过对照护人员的干预，可以改善失智老人的精神行为症状。照护者的干预包括照护人员照护能力的培训、同事交流、心理的支持及干预。

（乜景艳　姚晓芳）

 课后思考与练习

一、请列出失智老人常见的精神行为症状。

二、失智老人精神行为问题的应对方法。

三、失智老人精神行为症状的非药物干预方法。

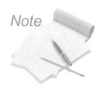

Note

第六章 失智老人常见躯体合并症的照护

学习目标

1. 了解失智老人常见躯体合并症

2. 熟悉失智老人常见躯体合并症的临床表现

3. 掌握失智老人常见躯体合并症的照护措施

前　言

　　失智症可分为可逆性和不逆性性。可逆性是指起病原因相对明确的脑部疾病，由脑部外伤造成或脑部占位性病变所致。大部分属于全身疾病引起的失智是可以治疗给予干预的，而这些因疾病的发生而异。神经系统退行性疾病多为不可逆性痴呆。

　　根据调查统计发现，绝大多数失智老人都合并有一种或一种以上的其他严重躯体疾病或者合并症。统计资料显示在 65 岁以上失智老人中，30% 老人合并有冠状粥样硬化性心脏病，25% 老人合并有充血性心力衰竭，另外合并其他严重躯体疾病的老人比例也非常高，这说明大多数老人患有一种或一种以上严重的躯体合并症。由于失

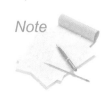

Note

智老人认知功能减退、智能障碍所致出现的主诉困难，失智老人不能清楚地表达自己的诉求；有的老人肢体活动受限，不能指出不适的部位而出现烦躁不安、失眠等表现，而这些表现均会给疾病诊断和治疗照护带来很大的挑战。

统计学调查发现与某种疾病相关的一些因素可能是导致失智发病的直接或间接因素，也可能是原发疾病的继发表现或早期症状。因此可以说了解更多的失智症的相关危险因素，可以帮助我们对疾病的发生、发展进行更早的预防与干预，也可以帮助我们更早地发现疾病，更加有效地进行积极治疗。

失智症的危险因素中血管危险因素是可以预防和治疗的。常见的血管危险因素包括有高血压、冠心病、Ⅱ型糖尿病、高脂血症、脑卒中、心肌梗死、肥胖、动脉粥样硬化、脑动脉斑块和狭窄、代谢综合征、吸烟、长期摄入过多饱和脂肪酸等。其中长期高血压、心脏疾病和动脉粥样硬化是几种最危险的因素。

第一节　高血压

一、高血压的概念

高血压是指在未用抗高血压药物的情况下，收缩压 ≥ 140mmHg 和（或）舒张压 ≥ 90mmHg。患者既往患有高血压史、现在正在服用抗高血压药物，血压虽 <140/90mmHg，也可诊断为高血压。在目前医学检查手段下，病因不明确的高血压称为原发性高血压。虽然高血压不能治愈，但是通过治疗可以控制高血压的发展。

二、高血压的临床表现

（一）一般表现

一般情况下，高血压没有明显症状，很多人不知道自己患有高血压，而只是感到有些头痛、头晕、耳鸣、失明、眼花、乏力等。

（二）高血压急症表现

1. 高血压脑病

高血压脑病是以舒张压急剧增高为主要特征，有时会超过

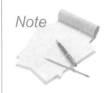

Note

120mmHg，同时伴有剧烈的头痛、烦躁不安、呕吐、眼花，不同程度的意识障碍如嗜睡、谵妄、昏迷以及偏瘫、失语、偏盲等。

2. 高血压危象

表现为血压急剧升高，患者可出现头晕、头痛、恶心、呼吸急促、面色苍白或潮红、视力模糊、失明、失语、心率加快、心绞痛，甚至可能出现肺水肿的急性表现。

3. 脑血管意外（脑卒中）

患者常表现为突然出现剧烈头痛、呕吐甚至晕倒、昏迷、肢体出现瘫痪、面色苍白、大小便失禁等。

4. 急性左心衰竭

高血压患者随着血压的突然增高，可以出现心悸、气短、口唇发绀、大汗等，病情严重时还可出现白色或粉红色泡沫痰。

5. 冠状动脉供血不足

表现为胸前区阵发性疼痛、胸闷，可放射于颈部、背部、左上肢，持续几分钟到十几分钟，症状大多数是因患者情绪激动、劳累等因素诱发。

6. 主动脉夹层动脉瘤

由高血压动脉粥样硬化所致，主要表现为疼痛、高血压、心血管系统等方面症状。多数患者可伴有高血压。有的患者因剧痛而呈休克体征，表现为焦虑不安、面色苍白、大汗淋漓、心率加快，血压增高等。

（三）老年人高血压的特点

临床上以收缩压增高为主，舒张压较低，脉压增大，收缩压与舒张压之间的差值超 40mmHg。因体位突然改变，老年人极易发生体位性低血压。影响血压波动的因素有进食、季节交替、昼夜时间、温度和情绪因素等。

三、高血压照护

我们知道高血压是心脑血管病的高危因素之一，很少有人知道高血压与失智有着非常密切的关系。长期的血压增高对人脑组织的影响是一个进行性的过程，血压增高能够引起脑组织病变、脑白质

Note

的异常以及脑组织萎缩，大量的科学研究发现脑组织的这些改变都与认知功能的减退密切相关。服用降压药物治疗可以减少失智和轻度认知损害的发生并延缓认知功能减退的速度。根据随访的调查资料显示，使用抗高血压药物可以使年龄小于70岁的老人失智的危害度降低8%左右。掌握老年性高血压合并失智的相关因素，是我们进行积极护理评估与干预、预防和治疗老年性高血压合并失智症的有效方法之一，对延缓疾病进程也具有一定的意义。

（一）照护计划

1.根据失智老人具体情况，评估和制定照护高血压老人的目标。

2.根据评估重点和照护要点确定高血压失智老人主要的照护问题及计划。

3.根据失智老人情况，随时调整具体实施照护计划。

4.提前做好相关照护准备（血压计、听诊器）。

5.需要长期测量血压的失智老人，应做好血压和相应的用药、饮食、情绪及睡眠的记录。

6.观察影响血压波动的因素及测量时的注意事项，做好血压监测与照护。

（二）照护措施

1. **动态观察老人的血压变化**：定时为老人监测血压，及时做好血压记录。密切观察老人的躯体情况，主动了解是否有头痛、头晕或者心慌、心悸等躯体不适症状，如果有需及时通知医生进行及早治疗。

2. **饮食护理**：合理安排老人的饮食、控制体重是预防高脂血症主要措施之一，包括以下几个方面：

（1）低钠盐饮食，控制钠盐摄入量每天小于6g。

（2）注意老人饮食的控制与调节，限制总脂肪量，尽量不吃或者少吃胆固醇含量高的食物，如动物内脏、动物油、蛋黄类等。指导老人多吃维生素含量高及粗纤维食物，如水果和蔬菜，促进脂质的排泄。

（3）限制总热量，保持体重，控制体重指数（BMI < 24）。

（4）戒烟限酒，长期吸烟饮酒可使高血压老人血压进一步升高，

Note

同时还可促进动脉粥样硬化的形成，增加脑卒中的风险。指导老人合理安排日常生活，建立良好的生活方式。

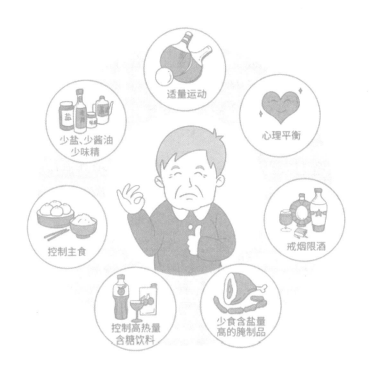

图 6-1-1　合理膳食

3. 用药护理：指导老人按时按量服用药物，注意观察用药后的疗效及副反应。做好高血压防治与健康宣教工作，避免诱发血压突然变化。

4. 心理护理：对老人提出的问题给予积极的反馈，避免不良因素刺激影响老人情绪波动。

5. 安全护理：指导老人参加适量活动，护理高血压合并老年失智患者时，应给予老人更多的关注和照护，防止意外情况的发生。

6. 高血压合并糖尿病的失智的老人，血压应控制在收缩压 <140 mmHg，舒张压低于 90 mmHg，并注意观察老人的眼底变化。

7. 高血压发生脑卒中的风险非常高，应严格控制老人的血压，不随意停药。如有不适，应立即测量血压，情况危急时立即就医。

8. 高血压急症护理：加强监护，准备好急救药品、器材，保持静脉通道开放，做好随时给药准备。

Note

（四）血压的测量

1. 血压的测量

血压可以随着人们年龄的增长而增高，一般情况下，傍晚血压高于清晨，睡眠不好、劳累也可以导致血压升高；血压还可以随着环境的改变而发生变化，例如，天气寒冷，温度较低时，血压会上升，反之相反；同时血压还可以受精神因素的影响。血压测量可以帮助我们及时了解老人血压的动态变化，判断老人血压是否有异常情况，了解失智老人循环系统的功能，为用药、照护提供主要依据，同时也有助于提高高血压老人对于高血压治疗的依从性。血压测量可分为直接测量和间接测量两种方法。我国目前在临床上广泛使用的方法是间接测量法。

2. 家用血压计使用方法

家用血压计是指在家庭中使用的测量用血压计，现在人们一般都会选择电子血压计来进行血压的测量，因为电子血压计使用十分方便，而且测量结果非常容易查看，尤其适合有老人的家庭。

家用血压计使用过程中应该注意的问题：

(1) 在使用电子血压计前，应先做好一些准备。在测量血压之前的 20 分钟，嘱咐老人不要有剧烈活动。情绪要放松，排空小便，憋尿会对血压有一定的影响。

(2) 测血压尽可能选择端坐位，卧床老人可选择适当体位（半坐位或卧位）。

(3) 测量血压时老人尽量不要穿毛衣等比较厚实的衣服，袖带要与肌肤接触或绑在比较薄的衣服上，测前将电子血压计的袖带空气排尽，绑在左臂或者右臂上端，将袖带紧贴缚在上臂，袖带下缘应在肘弯上 2.5cm。

(4) 绑袖带的手臂应与心脏平齐（见附图），打开电子血压计的开始按钮进行测量。在测量过程中，嘱咐老人（患者）手臂放松，手掌张开，不要握拳。在休息 3~5 分钟后再次测量一遍，取平均值即为此次测量的结果。

(5) 测量血压的时间以老人起床后 1 小时或睡觉前的 1 小时为最佳。对一些长期高血压老人（患者）或者正在调整降压药剂量的老

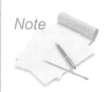

Note

人（患者），建议平均每 4~6 小时测量一次。因为血液流向的关系，通常左手与右手所量出的血压会有些差异：通常左手的血压值会略高于右手，但差异在 10~20mmHg 都属于正常范围，我们记录时应以相对高的测量数据为准。若两手相差超过 40~50mmHg，可能是血管出现阻塞问题，最好请教医师查明原因。

第二节 脑血管病

根据 2013 年《中国医学科技发展报告》，脑血管病已成为全球人口的第二大死亡原因。每年死于脑血管病的患者已超过 150 万，每年新增加病例约有 250 万人，幸存有 600 万 ~700 万人，残疾率高达 75%。据统计我国脑血管病发病率、死亡率、致残率居世界之首，并且具有越来越年轻化的趋势，由于种种原因，其中，包括大多数人未引起重视与无法识别早期症状。我国只有 5% 的脑血管病患者能得到规范救治，给个人、家庭和社会带来沉重的负担。

大量的临床研究证明了脑血管病与失智症的关系。脑卒中可以增加失智症的发生风险。在伴有其他风险因素的情况下，例如高血压、心脏病或者糖尿病，失智症的风险将增加 2~4 倍。大约有 41% 以上的脑血管病患者发生认知损害。

脑血管病是一类由于各种疾病导致脑血管性损害而引起的脑组织病变，是临床常见的神经系统疾病。脑卒中是脑血管疾病的主要类型，以突然发病、迅速出现局限性或弥散性脑功能缺损为临床特征，是一组器质性脑损伤导致的脑血管疾病。老年人因血管硬化，血压、血脂增高，而成为此病的好发人群，对老年人的生活质量造成极大的影响。

（一）脑血管病的常见类型

1.按起病缓急可以分为急性和慢性脑血管疾病。

2.按性质可以分为出血性脑血管疾病和缺血性脑血管疾病。

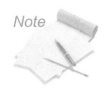

（二）危险因素

1.脑卒中的危险因素分为可干预和不可干预两种类型。

2.不可干预的危险因素包括有：年龄、性别、种族和家族遗传性。

3.可以干预的危险因素包括有：吸烟、饮酒、高血压、心脏病、血脂异常、颈动脉狭窄，其他不良生活方式等。

（三）脑血管病的表现及老年发病特点

1.一般表现：运动障碍、语言障碍、意识障碍、感觉障碍、头疼等。

2.脑血管病的急症表现：脑疝是脑血管病最危急的症状，也是颅内压增高的表现。照护对象突然出现意识障碍、瞳孔改变、生命体征的改变都需要立刻进行处理。

（四）脑卒中的主要症状和体征

1.身体一侧或双侧、面部或上下肢出现无力、麻木或瘫痪。

2.突发视物模糊、重影或视力下降。

3.语言不清、表达出现困难。

4.头晕、步态不稳或摔倒。

5.严重或突然发作的头痛，一过性黑蒙是脑卒中的早期信号。

（五）脑血管病的照护

1. 制定脑血管病照护目标

(1) 依据脑血管病的特点制订合理的照护计划和综合评估计划。

(2) 找出主要照护问题，制定照护目标。

(3) 照护计划的实施与调整。

2. 脑血管病急症的处理

一旦出现脑卒中先兆症状或失智老人出现头痛、恶心呕吐、肢体无力等表现应及时就医。就医过程中如果失智老人出现昏迷、呕吐等情况，应立即将头偏向一侧，防止呕吐物误入气管，其间禁止来回转动老人头部。

3.疾病的照护：

密切观察失智老人头痛的时间、次数、部位、性质，查看老人瞳孔变化，如出现双侧瞳孔不等大、形状不规则，则提示有脑疝发生的可能，随时应做好抢救准备。头痛严重者必要时可给予镇静止痛药。

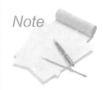

Note

4. 病情观察：密切观察症状每次发作的持续时间、间隔时间、伴随症状等。尤其对有大量失液者（如腹泻、呕吐、大量出汗等），应及时进行治疗并补充适量液体，以防低血压、血液浓缩而导致脑血栓的形成。

5. 用药照护：指导老人正确服药，同时观察药物不良反应。

6. 生活照护：对于吞咽功能有障碍的失智老人可酌情给予鼻饲以保证老人营养摄入。

7. 安全照护：合理安排失智老人休息和运动，失智老人应避免重体力运动。发作时卧床休息，枕头不宜太高（15~20度）；仰头或头部转动时应缓慢、动作轻柔。

8. 饮食照护：低盐、低脂、蛋白质种类丰富和富含维生素的饮食；戒烟、限制饮酒；能够独立进食的失智老人，嘱咐老人进食速度要慢，小口进食，食物要充分咀嚼，进食时不要说话，以免导致食物误入气管。

第三节 糖尿病

糖尿病作为一个重要的血管风险因素，是引发血管性痴呆的重要原因。糖尿病患者多数伴有高血压，其中 II 型糖尿病患者约有70%~80% 合并有高血压病。在血管性痴呆的患者中合并糖尿病的患者占到了 20%，而糖尿病同时伴有缺血性脑卒中的患者，痴呆的发生率占 12.2%，仅低于高血压人群中的血管性痴呆患者比例而成为第二大风险因素。II 型糖尿病对阿尔茨海默病等失智症的发生和发展起着非常重要的作用，有学者认为糖尿病甚至是糖尿病前期就有进展为阿尔茨海默病等失智症的危险。而处于糖尿病前期，即血糖水平轻度高于正常或无任何症状的人，在 9 年后有 70% 的风险发展为失智，这当然包括阿尔茨海默病即失智症在内，患 II 型糖尿病的患者患失智症的风险是同年龄同性别健康人群的 2 倍。这就说明糖尿病是失智症一个可干预的重要危险因素。

目前失智症与糖尿病相关的机制尚不清楚，初步认为糖尿病引起的心脑血管问题，可能阻断了血液流向大脑而引发脑卒中，造成

Note

了失智。

一、糖尿病的概念和临床分型

（一）概念

老年糖尿病是指年龄在 60 岁以上的人群中，因胰岛素分泌绝对缺陷或胰岛素分泌相对缺陷伴胰岛素抵抗所致的高葡萄糖血症，引发组织脏器的损害，属于一种慢性代谢性疾病。

（二）分型

老年糖尿病可分为 I 型糖尿病、II 型老年糖尿病及其他特殊类型糖尿病。在老年人当中最常见的糖尿病类型是 II 型糖尿病，约占患病人数的 95%。

二、糖尿病的临床表现

（一）常见表现

多数老年患者发病时没有症状，多在健康体检及其他疾病就诊时发现并诊断，老年糖尿病患者更易患心脑血管病变、肾脏疾病、眼底病变、神经病变、泌尿道和软组织感染等。

（二）糖尿病急性并发症

低血糖、糖尿病酮症酸中毒、糖尿病高渗综合征及感染，严重可能危及生命。

（三）糖尿病慢性并发症

糖尿病视网膜病变致视力下降、失明；糖尿病肾病致水肿、肾功能不全；糖尿病性周围神经病、心脑血管病变（冠心病、心梗、脑卒中）；糖尿病足。

（四）老年糖尿病的临床表现

老年糖尿病起病隐匿，患者血糖常常明显升高且波动较大，病情相对复杂,抵抗力较差的老人经常因为表达困难而延误病情诊治。很多老人在就诊时经常伴有糖尿病并发症和其他合并症。还可以增加糖尿病患者失智甚至死亡的风险。老年糖尿病容易被忽视，患者"三多一少"的症状不突出。有些患者可表现为长期感染、伤口不

Note

易愈合、肺部、尿路的感染、皮肤易起疖痈，抗菌药治疗效果不佳；老年患者也可表现为皮肤瘙痒，特别是女性患者。

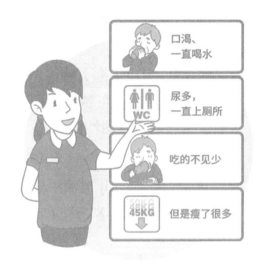

图 6-3-1　糖尿病症状

三、糖尿病评估与照护

（一）照护目标

1.制定老年糖尿病照护目标。

2.依据老年糖尿病的特点制订合理的照护计划和综合评估计划。

3.找出老年糖尿病主要照护问题，制定照护目标。

（二）照护措施（饮食、活动）

1.帮助照护者正确掌握末梢血糖的测量方法，进行血糖监测。

2.长期监测血糖和血压的失智老人，照护者应做好血糖记录，血糖的异常改变要给予重视，必要时及时就诊。照护者应根据失智老人具体情况，制定有效的血糖控制目标，在控制血糖的过程中，注意防止低血糖的发生。

3.照护者密切观察失智老人的病情变化，做好相应的用药情况、进食情况、睡眠情况、情绪状态的记录，遇有问题及时就诊。做好糖尿病的健康宣教，照护者应注意提醒老人服药不要随意停药，避免诱发血糖变化。

4.老年糖尿病饮食照护：依据患者的实际情况制订饮食计划。

Note

5.用药照护：了解患者其他药物的服用情况，注意观察患者服药后的反应，做好用药及血糖监测的记录。

6.注意观察血糖波动给老年患者带来的不适反应，如有不良征兆应及时告诉医生进行处理。

7.老年患者躯体合并疾病多，病情相对复杂，应注意观察合并疾病的情况。

（1）糖尿病合并心脏病时，应注意观察患者躯体指征，防止发生严重不良事件。

（2）糖尿病合并高血压时，应注意观察患者血压指征，还应注意定期检查患者眼底改变。糖尿病患者降压的目标是收缩压<140mmHg，舒张压<90mmHg，如果患者身体条件允许，可以设定更低的血压目标。

（3）糖尿病合并脑卒中时，应注意观察患者是否有异常情况，如有异常及时就诊。

第四节 冠心病

我国已进入老龄化社会，老年人为冠心病的高发人群，有较高的致残致死率。冠状动脉粥样硬化性心脏病，简称"冠心病"，是冠状动脉发生了粥样硬化引起管腔狭窄或闭塞而导致心肌缺氧或坏死而引起的心脏病，又称"缺血性心脏病"。冠心病分为急性冠状动脉综合征（不稳定型心绞痛、非ST段抬高型心肌梗死和ST段抬高型心肌梗死）和慢性心肌缺血综合征（稳定型心绞痛、缺血性心肌病和隐匿性冠心病）。

一、冠心病的临床表现

（一）稳定型心绞痛特点

是暂时性的心肌缺血引起的以胸痛为主要特征的临床综合征。其临床表现包括劳力性心绞痛、血管痉挛所致静息性心绞痛、无症状心绞痛、缺血性心肌病等。

Note

（二）急性冠脉综合征

是一组以急性心肌缺血为共同特征的临床综合征，为老年严重的冠心病类型，起病急，危害重，包括不稳定型心绞痛、非 ST 段抬高型心肌梗死和 ST 段抬高型心肌梗死。

（三）老年冠心病的特点

急性期症状多不典型。

（1）疼痛症状不典型，不伴有胸痛的胸闷、气短比较常见，伴随全身乏力、大汗，腹部不适。

（2）疼痛部位不典型，多部位放射，容易误诊。

（3）神经精神系统可继发脑血管痉挛、短暂性脑缺血，也可出现恐惧、躁狂等精神症状。

二、冠心病照护措施

（一）制订冠心病照护目标和照护计划

1. 针对疾病特点、照护要点及老年人发病特征进行综合评估。

2. 明确照护对象的主要照护问题设定照护目标。

3. 照护计划实施根据具体问题做出及时调整。

（二）照护措施

1. 病情观察：密切观察患者的病情变化，做好相应的记录。定期到医院复诊，检查心电图、血脂血糖等。

2. 用药照护：根据医嘱正确服用药物，密切观察药物反应。

3. 生活照护

（1）养成规律的饮食习惯。严格控制饮食中饱和脂肪、盐及其他营养成分的比例。按比例摄入水果、蔬菜、肉、蛋、油及奶制品。

（2）戒烟。严格控制饮酒量。

（3）控制体重。鼓励老人每天坚持适量运动，保持体重指数（BMI）不超过 24。

（4）预防便秘。在照护过程中应注意观察，积极采取措施避免。指导老人养成规律的排便习惯，可以适当增加饮水量，增加粗纤维

Note

食物的摄入。

4. **心理照护**：长期患病可导致老人对疾病产生担心、恐惧、焦虑等不良（负性）情绪，照护者应及时了解老人的心理状况，给予正确疏导，指导老人学会自我放松调适的方法，鼓励老人积极配合治疗照护。

5. **安全照护**：合理安排老人休息和运动，病情波动频繁发作的应及时与医生联系，做好就医准备。老人应避免重体力运动。发作时立即给予吸氧，卧床休息，动作轻柔，使老人保持半坐卧位、双下肢下垂，减少回心血量，减轻心脏负担。

（姚红萍）

课后思考与练习

一、脑卒中的危险因素有哪些？

二、高血压的概念是什么？

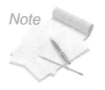

Note

第七章 失智老人营养照护

本章大纲

第一节　失智老人饮食照护要点

第二节　失智老人营养评估

学习目标

1. 熟悉失智老人饮食照护要点

2. 了解失智老人营养状况的评估要点

前　言

　　赵爷爷是一位81岁的退休医生，过去身体健康饮食规律，一年前发现老人常常表现贪吃症状，食欲好，每餐吃大量食物，还容易饥饿，测体重发现增加了15斤左右。今天刚吃完午餐不到1小时，赵爷爷又嚷着肚子饿、非常想吃饭，还说他从起床到现在就没吃过任何食物，抱怨女儿就是不给他食物吃。但实际是赵爷爷不仅吃了早餐，而且刚吃完午餐不到1小时，中间还吃了酸奶和点心。近期老人就是这样，吃了东西说没吃，不给他，他就生气、骂人，甚至见人就抱怨。家人觉得不对劲，但是赵爷爷否认他有任何问题。您认为赵爷爷发生什么问题了？

Note

第一节 失智老人饮食照护要点

饮食照护是照护工作中的重要内容，为老人提供适当的饮食照护，不仅能够满足老人身体对营养素的需求，同时，还有助于保持和促进老人现有的功能，延缓疾病的进展。

一、失智老人各阶段存在的主要饮食问题

饮食问题在失智老人照护过程中非常常见。不同阶段的老人往往表现出不同的饮食问题。老人在早期常常表现为贪吃、食欲旺盛，每餐食大量的食物，易饥饿，导致体重增加，引起血糖增高，最终发展为糖尿病。失智老人病情发展到中晚期，往往会出现食欲减退、偏食、挑食、口味异常、进食不专心等问题，这些都会影响各种营养素和能量的摄取、吸收和利用。重症老人表现为吞咽困难和无法自主进食，严重影响机体的营养状态，最终导致体重下降、营养不良。

（一）早期阶段的主要饮食问题

1. 定位问题：老人可能会由于方向定位问题，而找不到菜市场或者超市。

2. 记忆问题：会忘记吃饭，或者不记得什么时候该吃饭，导致饥一顿饱一顿。

3. 执行问题：主要体现在做饭上，如果老人独自做饭，首先老人可能没有概念需要准备什么，会遇到如何操作各种灶具等执行问题。

4. 抑郁：由于疾病的原因导致老人情绪抑郁，不想吃东西。

（二）中期阶段的主要饮食问题

1. 异食问题：存在误食的危险，譬如吃餐巾纸，或者其他不能吃的东西。（详见高级教材第七章）

2. 失用：常表现在老人无法正确使用餐具。当老人看到满桌的碗、盘、筷子、勺子等会感到不知所措，不知从何下手。

Note

3. 失认：当老人的病情到达中期阶段的时候，会出现失认症。也就是说，老人可能已经无法辨认出以前熟悉的东西了，当他看到餐具和食物时，很难理解这些是什么。

4. 妄想：老人可能会怀疑食物有毒，或者怀疑别的方面存在危险，而不愿意吃东西。

（三）晚期阶段的主要饮食问题

失智老人在晚期阶段会出现很多新的症状，使得老人的营养不能得到保证，出现更进一步的问题。

1. 失能：随着老人病情进一步加重，失用的情况也越来越严重，常常导致老人不再自主进食，即使有照护人员帮助，把勺子送进老人口中喂食，老人也有可能不知如何将食物吞下去。此时如果老人有吞咽困难，要注意发生误吸的危险。

2. 拒绝吃东西：老人会连勺子一起咬，也可能因为老人不知道如何张口而导致根本不想吃东西。

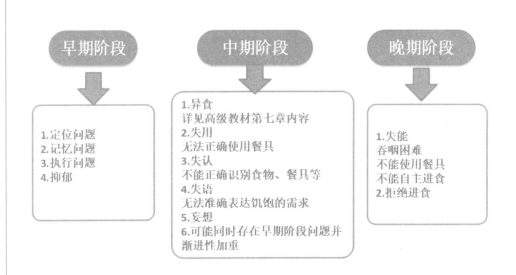

表 7-1-1　失智老人各阶段存在的主要饮食问题

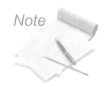

Note

二、饮食照护原则

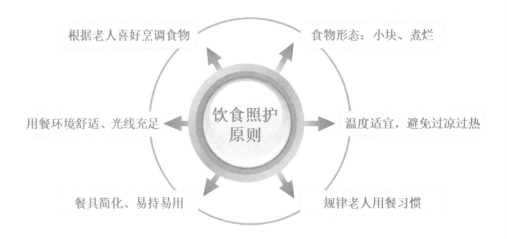

图 7-1-1　失智老人饮食照护原则

三、照护要点

（一）遵循自立原则，鼓励老人参与到饮食相关活动中来，尤其适用于早期阶段的老人

1. 同老人一起选购食材

早期阶段的老人还保留着生活能力，此时应调动老人的积极性，邀请老人参与到购买食材的活动中，既可以倾听和尊重老人的意见，又可以促进老人正常参与生活的能力。

2. 邀请老人一同下厨

当老人还能够自行下厨时，要鼓励老人自己动手，并提供适时帮助。此时老人虽然还能够准备餐点，但有可能因为认知、活动等能力的下降而发生危险，因此，要"放手不放眼"，确保老人安全。

3. 为老人布置任务难易适宜。如可以请老人帮忙择菜、洗菜、擦餐桌、摆碗筷等。既能激发老人参与的积极性，又可以减少挫败感。

4. 准备合适老人持握的餐具，鼓励老人自己进餐（图 7-1-2、图 7-1-3、图 7-1-4、图 7-1-5）。

Note

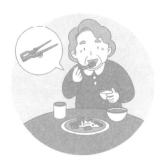

图 7-1-2 助力筷子

图 7-1-3 手握勺子

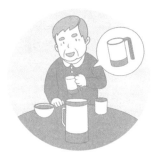

图 7-1-4 喝水杯

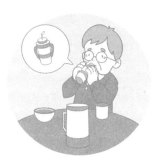

图 7-1-5 吸管杯

（二）遵循舒适原则，营造适宜的进餐环境

1. 用餐环境光线充足、安静舒适。避开有嘈杂的音乐或噪声的地方。

2. 确保用餐环境熟悉。避免更换用餐场所，引起老人的不安。

3. 简单的餐桌布置。如果餐桌上食物或者物品太多，会分散老人的注意力。

（三）遵循安全原则，确保食物安全

1. 确保周边环境的安全。将容易误食的物品如洗发水、酒精等妥善保管。

2. 及时检查和清理食物。避免老人食用过期、腐败变质等食物。

3. 避免进食容易导致卡喉的食物。如汤圆、坚果、带刺的鱼等。

4. 如发生误食、异食、噎食等情况及时应对。

（四）注意烹调方式，食物形态适宜

Note

1. 烹调方面要注意增加食物的色、香、味。老人因身体不适或其他原因容易造成食欲不振，不想吃东西。要注意食物色彩的搭配。

2.食物形态要适宜老人吞咽。为老人准备一些更易于咀嚼的食物，如蔬菜泥。而对于吞咽困难的老人，可以准备一些营养丰富的半流食。对于晚期阶段的老人，由于吞咽困难的加重，流食因为流速过快而容易导致误吸，因此避免进食过稀的食物，可以视情况添加一些食品增稠剂。

（五）征询营养师的建议，制订饮食计划

确保老人摄入足够的营养素（表7-1-2）。

表 7-1-2 不同能量需求老人推荐的食物摄入量（出自《老年人膳食指导》）

单位：g/d

能量	5.86mJ（1400Kcal）	6.7mJ（1600Kcal）	7.53mJ（1800Kcal）	8.37mJ（2000Kcal）	9.2mJ（2200Kcal）
谷类	200	225	250	300	300
大豆类	30	30	30	40	40
蔬菜	300	400	400	450	500
水果	200	200	200	300	350
肉类	25	50	50	50	50
乳类	300	300	300	300	300
蛋类	25	25	25	25	50
水产品	50	50	50	75	100
烹调油	20	20	25	25	25
食盐	5	5	5	5	5

（六）如果可以，与老人一起用餐

一起用餐的过程既有助于增进老人与照护人员之间的关系，又有助于老人维持用餐功能。照护人员的进餐行为可以为老人提供进餐动作的示范和提示。老人可以模仿照护人员的动作，拿餐具，张口进食和吞咽。

（七）留出时间，让老人享受用餐过程，不要催促

让老人慢慢吃，享受餐桌时光的时间更长点。不要催促，避免对老人造成压力而导致食欲下降。

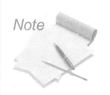

Note

四、特殊情况下的照护要点

1. 不知道饥饱老人的照护要点

表 7-1-3 不知道饥饱老人的照护要点

不知道饥饱 ⇒	（1）记录 　　饭后用打钩的方式。 （2）提醒 　　提醒老人肚子是饱的。 （3）加餐 　　两餐之间提供高纤维、低热量的食物或辅以少量的水果、饼干等。

2. 拒绝吃东西的照护要点

表 7-1-4 拒绝吃东西的照护要点

可能的原因	照护要点
肚子不饿	◆ 正餐吃七八分饱，少量多餐，饿了再给少量小点心。 ◆ 提醒老人该吃东西了。 ◆ 尊重老人喜好，提供老人爱吃的食物。
情绪不佳、抑郁	◆ 给老人他喜爱吃的食物。 ◆ 营造愉快的用餐环境，可以让老人听他喜欢的老歌、戏曲、音乐等。 ◆ 用餐规律化，尽可能安排在同位置、同时间、同方式，餐具及菜色以简单为原则。 ◆ 必要时带老人看医生,给予药物治疗抑郁症。
牙痛、口腔痛	◆ 注意口腔清洁，正确刷牙。 ◆ 必要时到口腔科就诊检查。
食物温度不合适	◆ 注意食物温度要适宜。 ◆ 根据老人的咀嚼能力，提供软硬度适宜的食物。
不会使用餐具	◆ 选择易持易握的餐具。 ◆ 把食物切成小块易于老人夹取或用手拿。 ◆ 允许老人手抓东西吃。 ◆ 必要时给予喂食。
腹部不适（可能存在便秘的情况）	◆ 增加活动量，如每天去买菜，公园或小区散步等。 ◆ 进食足够的水分及纤维素。 ◆ 可服用辅助排便和消除胀气的药物。

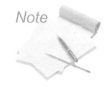

Note

3. 食物含在口中，久久不咽下的照护要点

表 7-1-5 食物含在口中，久久不咽下的照护要点

食物含在口中，久久不咽下	→	1. 言语提醒老人下咽 2. 轻触嘴角或演示吃东西的动作 3. 如超过 5 分钟仍未咽下，需要将老人口内食物掏出，等其清醒或因饥饿想吃饭时再给予喂食

4. 吞咽困难容易呛到的照护要点

1.把食物切成小块，煮烂易于老人进食。

2.根据老人具体情况适当调整食物形态（表 7-1-6），常用方法如下：

（1）可加入麦片、马铃薯泥、淀粉类来勾芡。

（2）可把食物用打碎机处理后变成泥状，利于吞咽，防呛咳。

（3）若老人已有吞咽障碍，应避免不易咀嚼及吞咽的食物，必要的时候可以在医生的建议下使用增稠剂，帮助老人吞咽。

表 7-1-6 食物形态范例

食物形态	范例		
流质饮食	饮料	白开水	牛奶
半流质	稀饭	果泥	汤面
稠状食物	布丁	鸡蛋羹	豆腐脑
固体食物	水果	饼干	蔬菜

5. 留置胃管老人的照护要点

如果老人存在营养不良、水电解质紊乱、体重下降、易感染的情况，可能需要遵医嘱和经家属同意短期留置胃管，以补充水分和电解质。

（1）营养液的选择：一般开始时优先选择易消化和吸收的化学精致要素膳或液体要素膳，逐渐过渡到近于天然的膳食如匀浆膳食等。不要自始至终使用一种营养剂。

（2）鼻饲饮食的量：对于未进食者，可先 24h 胃肠滴入 10% 葡萄糖 500ml，若无不适即可开始以低浓度慢速滴入要素膳或鲜奶，浓度以 1/3 ~ 1/2 全浓度滴入要素膳或 1/2 浓度滴入鲜奶，滴速以 25 滴 /min 左右，以后逐天增加浓度和速度，到其全速度约需要一周。

Note

这样对于老年人胃肠功能恢复是有利的。防止因突然进食或浓度过高而导致腹胀、腹泻等并发症。

（3）营养液供给的方式：开始持续滴入，逐渐过渡到可以间断、分次、分批供给。

（4）其他注意事项

1）营养液最好当天配置当天用完，或随时使用随时配置，以防污染或变质。

2）营养液温度在 20℃ ~ 30℃ 左右，不宜过低或过高。如温度太低，容易出现腹痛、腹泻等；温度过高则营养液成分易遭到破坏或变质。

3）鼻饲的体位：协助老人取半卧位，抬高头部，可下地活动者，鼓励保持一定的活动量。

4）定期更换胃管，两侧鼻孔交替插入防止鼻饲液长期刺激、压迫出现鼻咽部溃疡、食管损伤及胃部侵蚀。定时检查胃内残留液，监测血糖，定期测体重等，及时发现营养素的供给是否充足和是否适应。如胃内残余量 ≥ 100ml，应减慢供给速度或减少供给量。

五、老人外出用餐时的注意事项

（一）选择有老人喜欢的菜系和餐点的餐厅。

（二）尽量安排白天外出用餐。因疲劳可以引起行为与记忆问题恶化。如果选择夜间外出就餐时，最好让失智老人在出发前小睡一会儿，以降低疲劳感。

（三）选择包间就餐最理想，如没有选择餐厅中较安静的区域，用餐时让老人背对餐厅喧闹与拥挤的环境，以降低用餐时的干扰。

（四）选择去洗手间方便的位置，家属或照护员可以在门外等候。

（五）给老人讲解菜单的内容，帮助点菜。

（六）给老人选择不易摔碎的碗或汤匙；水、饮料及汤宜装半满，降低打翻的机会。

（七）备一些老人喜爱的小点心，维持用餐时的注意力。

Note

第二节 失智老人营养评估

一、主观评估

（一）营养史

告知家属或照护员记录老人进食的时间、量、食物的准备方法、最近饮食习惯的变化、厌食症史、对食物的耐受、使用营养补充品、维生素补充剂、酒精的摄入量等，老人回忆最近 24 小时进食情况，这些对评价营养状况非常有帮助。

（二）现存状态

老人原发病的诊断、并发症、精神状态、有无误吸性肺炎史，最近状态有无变化，吞咽情况如何等应仔细询问并记录。

（三）老人所处的社会环境、经济情况应给予记录

二、客观评估

（一）全身情况

需要评估老人的体力活动水平、心肺、胃肠功能、口腔结构等，进行全面的评估及记录。询问既往有无慢性疾病包括脑卒中、糖尿病、冠心病等，给以相关的记录。

（二）营养不良的评定

询问照护员老人近期有无消瘦、进行性体重下降、感染并发症增加、水肿、胃肠道吸收功能受损、伤口愈合延迟、免疫力下降、肝功能受损、皮肤黏膜溃疡、参与康复功能训练的能力下降等情况。

（三）人体测量

1. 体重：营养评定中最直接、简单而又可靠的指标，可以从总体上反映老人营养状况，是最主要的营养评定指标。

（1）要求：测量体重必须保持衣着、时间、姿势等方面一致，选择晨起空腹，排空大小便后，着内衣裤测定。在评估时，应先确定老人平时体重数值、在一段时间内体重的变化、是否为有意减轻

Note

体重等；每两天测量一次体重。可根据现在的体重值、体重史等数据来确定老人是否需要注意营养问题。

（2）评定的标准：体重是理想体重的 80%~90% 为轻度营养不良；70%~79% 为中度营养不良；0~69% 为重度营养不良。

2. 体重指数（ Body Mass Index，BMI ）BMI= 体重（ kg ）/ 身高^2（ m^2 ），是蛋白质 – 热量营养不良的可靠指标。

3. 三头肌皮褶厚度（ Triceps Skinfold Thickness，TSF ）

（1）测量方法：被测老人上臂自然下垂，取左（右）上臂背侧肩胛骨肩峰至尺骨鹰嘴连线中点，在该点上方 2cm 处，照护者以左手拇指与食指将皮肤连同皮下脂肪捏起呈皱褶，捏起处两边的皮肤对称。然后，用压力为 10g/mm^2 的皮褶厚度计测定。在夹住后 3 秒钟内读数，连续测量 3 次后取其平均值。须固定测定者和皮褶计以减少误差。

（2）结果判定：TSF 正常参考值男性为 8.3mm，女性为 15.3mm。实测值相当于正常值的 90% 以上为正常；介于 80%~90% 为轻度营养不良，60%~80% 为中度营养不良；< 60% 为重度营养不良。

4. 上臂肌肉周径（ Arm Muscle Circle，AMC ）AMC= 臂周径（ cm)-[TSF（ mm ）× 0.314]：正常时实际测量值应大于理想值的 90%，实测值相当于正常值的 80%~90% 为轻度营养不良；60%~80% 为中度营养不良；< 60% 为重度营养不良。

（四）常用评估量表

1. Mini 营养评估量表（MNA）

表 7-2-1 Mini 营养评估量表（MNA）

序号	筛查项目	评分方法	得分
1	在过去的 3 个月由于食欲下降、消化系统问题、咀嚼或吞咽困难，使食物摄入减少吗?	0= 严重的食物摄入减少 1= 中度的食物摄入减少 2= 食物摄入无改变	
2	在最近的 3 个月中有体重减轻	0= 体重减轻 >3 kg 1= 不知道 2= 体重减轻在 1 ~ 3 kg 之间 3= 无体重减轻	

Note

续表

序号	筛查项目	评分方法	得分
3	移动	0= 只能在床或椅子上活动 1= 能离开床或椅子，但不能外出 2= 可以外出	
4	在过去的3个月中，遭受心理压力或急性疾病	0= 是 2= 否	
5	神经心理问题	0= 严重的精神紊乱或抑郁 1= 中等程度的精神紊乱 2= 无神经心理问题	
6	体质指数（BMI）（kg/㎡）	0= BMI <19 1=19 ≤ BMI<21 2=21 ≤ BMI<23 3= BMI ≥ 23	

筛查分数（各分项总分：14分）
≥ 12分，正常 – 无危险，不需要完成评估
≤ 11分，可能有营养不良，继续进行评估

序号	筛查项目	评分方法	得分
7	生活独立（不住在护理院或医院）	0= 否　　1= 是	
8	每日服用3种以上的处方药	0= 是　　1= 否	
9	压伤或皮肤溃疡	0= 是　　1= 否	
10	患者每日进几餐（指一日三餐）	0=1 餐　1=2 餐　2=3 餐	
11	选择摄入蛋白质的消耗量： 每日至少进食（牛奶、酸奶）中的一种（是，否） 每周进食两种以上的豆类或蛋类（是，否） 每日进食肉、鱼或禽类（是，否）	0.0= 选择 0 或 1 个是 0.5= 选择 2 个是 1.0= 选择 3 个是	
12	每日食用两种以上的水果或蔬菜	0= 否　　1= 是	

Note

序号	筛查项目	评分方法	得分
13	每日进食液体情况（水、果汁、咖啡、茶、奶等）	0.0= 至少3杯 0.5=3-5 杯 1.0= 超过5 杯	
14	进食的方式	0= 必须在帮助下进食 1= 独自进食但有些困难 2= 独自进食无任何问题	
15	对自己营养状况的认识	0= 认为自己有营养不良 1= 对自己的营养状况不确定 2= 认为自己没有营养问题	
16	患者认为与其他的同龄人相比自己的健康状况如何	0.0= 不好　0.5= 不知道 1.0= 一样好　2.0= 更好	
17	上臂围 MAC（cm）	0.0=MAC<21 0.5=21 ≤ MAC<22 1.0= MAC ≥ 22	
18	小腿围 CC（cm）	0=CC<31　　1=CC ≥ 31	
	评估项目得分（最高16分）		

评估结果：筛查项目得分 =　　评估项目得分 =　　　总分 =

营养不良指导：

17~23.5 分　　有营养不良的危险

<17 分　　　　营养不良

2. 老年人营养不良风险评估表

表 7-2-2：老年人营养不良风险评估表

初筛				
	0分	1分	2分	3分
1.体质指数（BMI）	BMI < 19 或 BMI > 28	19 ≦ BMI < 21 或 26 < BMI ≦ 28	21 ≦ BMI < 23 或 24 < BMI ≦	23 ≦ BMI ≦ 24

Note

续表

初筛				
	0分	1分	2分	3分
2. 近3个月体重变化	减少或增加 > 3kg	不知道	1 kg ≤减少 ≤ 3kg 或 1 kg ≤增加 ≤ 3kg	0 kg <减少 < 1kg 或 0 kg <增加 < 1kg
3. 活动能力	卧床	需要依赖工具活动	独立户外活动	–
4. 牙齿状况	全口/半口缺	用义齿	正常	
5. 神经精神疾病	严重认知障碍或抑郁	轻度认知障碍或抑郁	无认知障碍或抑郁	
6. 近三个月有无饮食量变化	严重增加或减少	增加或减少	无变化	–

总分14分，< 12分提示有营养不良风险，继续以下评估；≥ 12分提示无营养不良风险，无须以下评估。

评估				
	0分	0.5分	1分	2分
7. 患慢性病数 > 3种	是	–	否	–
8. 服药时间在一个月以上的药物种类 > 3种	是	–	否	–
9. 是否独居	是	–	否	–
10. 睡眠时间	< 5 h/d	–	≥ 5 h/d	–
11. 户外独立活动时间	< 1 h/d	–	≥ 1 h/d	–
12. 文化程度	小学及以下	–	中学及以上	–
13. 自我感觉经济状况	差	一般	良好	–
14. 进食能力	依靠别人	–	自行进食稍有困难	自行进食

Note

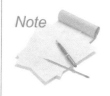

续表

评估				
	0 分	0.5 分	1 分	2 分
15. 一天餐次	1 次	–	2 次	3 次及以上
16. 每天摄入奶类；每天摄入豆制品；每天摄入鱼/肉/禽/蛋类食品	0 ~ 1 项	2 项	3 项	–
17. 每天烹调油摄入量	> 25 g	–	≤ 25 g	–
18. 是否每天吃蔬菜水果 500 g 及以上	否	–	是	–
19. 小腿围	< 31 cm	–	≥ 31 cm	–
20. 腰围　男	> 90 cm	–	≤ 90 cm	–
20. 腰围　女	> 80 cm	–	≤ 90 cm	–
小腿围（cm）		腰围（cm）-		

年龄超过 70 岁总分加 1 分，即年龄调整增加的分值：0 分，年龄 < 70 岁；1 分，年龄 ≥ 70 岁

初筛分数（小计满分 14 分）：
评估分数（小计满分 16 分）：
量表总分（满分 30 分）：

（1）评估内容

评估内容，包括三部分，即：

1）基本情况；

2）初筛（0 分 ~ 14 分）；

3）评估（0 分 ~ 16 分）。

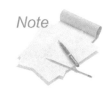

若初筛 < 12 分，则继续进行评估，两项总分相加为最后总分。

（2）结果判定

1）若初筛总分 ≥ 12 分提示无营养不良风险，无须评估；

2）若初筛总分 < 12 分提示有营养不良风险，继续评估；

3）若营养不良风险评估总分（初筛 + 评估）≥ 24 分，表示营养状况良好；

4）若营养不良风险评估总分（初筛 + 评估）< 24 分，当 BMI ≥ 24（或男性腰围 ≥ 90 cm，女性腰围 ≥ 80 cm）时，提示可能是肥胖 / 超重型营养不良或有营养不良风险；

5）若营养不良风险评估总分（初筛 + 评估）17~24 分，表示有营养不良风险；

6）若营养不良风险评估总分（初筛 + 评估）≤ 17 分，表示有营养不良。

（王秋华　姚晓芳）

 课后思考与练习

一、失智症中期老人常见饮食问题有哪些？

二、失智症晚期老人常见饮食问题有哪些？

三、请说出老人拒绝吃东西的照护要点有哪些？

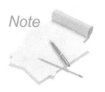

Note

第八章 失智老人功能维持与训练

本章大纲

第一节 概述
第二节 日常生活能力训练
第三节 认知功能训练
第四节 基本精神运动功能训练

学习目标

1. 了解失智老人进行功能维持的意义
2. 掌握功能训练的原则与策略
3. 熟悉日常生活能力维持的方法
4. 了解认知功能和基本精神运动功能训练的方法

第一节 概述

　　失智老人在诊断后的生存时间可以持续 3~20 年不等，目前为止还未找到特效的治愈方法，药物只能起到延缓疾病进程的作用，无法阻挡疾病的不断发展。由于认知功能不可逆转地持续下降，失智老人逐渐丧失工作及生活自理能力，照护负担逐渐加重，给照护者和整个家庭带来精神、体力和物质上的沉重压力，严重影响失智老人、家庭乃至整个社会的生存质量。

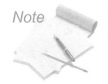

Note

一、功能维持的意义

无论是在发达国家还是在中国，80% 以上的失智老人，都生活在家里。失智老人的家庭，必须承担起照顾患病亲人的责任，这是一项长期且辛苦的工作。家庭照护者需要付出大量的时间和精力，同时承担来自于身体、情感各方面的巨大压力。在保持失智老人尊严的前提下，采用恰当的方法，有针对性地对认知功能和生活自理能力进行锻炼，能够阻止失智症状的加速加重。虽然我们不能完全阻断失智老人功能水平的下降，但至少可以让下降的速度变得慢一点，帮助失智老人把功能水平尽可能地维持在最高状态，以减轻照护者及家庭的照护负担。

延伸阅读：

健康促进

健康促进（Health Promotion），是指运用行政的或组织的手段，广泛协调社会各相关部门以及社区、家庭和个人，使其履行各自对健康的责任，共同维护和促进健康的一种社会行为和社会战略。

二、功能训练的原则与策略

失智老人功能训练是指护理团队或者专业的治疗师根据失智老人的能力和喜好，设计一些锻炼认知能力和生活自理能力的多元化游戏或者活动，并与失智老人一起完成。功能训练的目的并非是恢复已经丧失的功能，而是以此来帮助失智老人活跃大脑，维持现存的生活与社交能力，缓解部分行为或情绪问题，减慢功能退化的速度，从而延缓疾病的发展。

功能训练可以融入到生活中的方方面面，要避免让老人产生"考试"的情感体验。训练从老人感兴趣的，最好是擅长的活动开始，以建立"我还行"的自信心。从简单的任务开始，注意观察哪些事情老人做得来，哪些做不来，再从旁给予适当的协助和支援。必须注意避免"过度照顾"，过度的协助及照护剥夺了老人自我照顾的权利，还会导致原本还残存的功能变得越来越低下。

Note

三、功能分类

（一）日常生活能力

1. 工具性日常生活能力（IADL）：是指复杂的日常或社会活动能力，包括使用电话、购物、做饭、主持家务、洗衣、交通方式、自己管理药物的能力、独立理财。

2. 基本日常生活能力（BADL）：是指独立生活所必需的基本功能，包括大小便卫生、吃饭、穿衣、梳理、步行、洗澡。

（二）认知功能

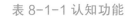

表 8-1-1 认知功能

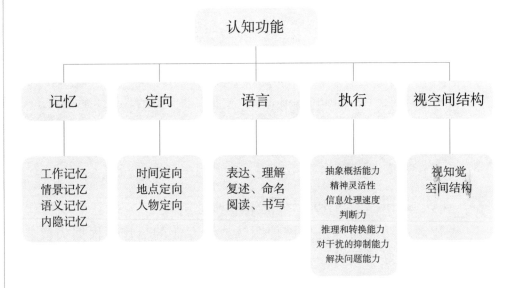

（三）基本精神运动功能

1. 精细运动

包括面部、手部、脚部精细运动。面部精细运动可以刺激面部感知，调节面部肌张力，帮助失智老人用面部表情表达自己的情绪，例如高兴、难过、紧张、生气等。手部精细运动可以刺激手部感知，调节手部肌张力，帮助失智老人开展日常生活活动，例如拿筷子、系鞋带、挤牙膏、扣纽扣等。脚部精细运动可以刺激脚部感知，调节脚部肌张力，帮助失智老人增加脚部感知能力，预防跌倒。

2. 肌张力

包括基础肌张力、姿势肌张力、运动肌张力、情绪肌张力以及

Note

沟通肌张力。基础肌张力是在静止放松状态下维持身体基本形态的肌张力。姿势肌张力是保持静止姿势的肌张力，例如坐姿、站姿。运动肌张力是在运动过程中肌张力的调节，随着动作的变化升高或降低。情绪肌张力是肌张力在情绪影响下的变化，例如紧张时肌张力会升高，愉悦时肌张力就会下降。沟通肌张力是失智老人在与其他人建立非语言沟通交流过程中所使用的肌张力交流。

3. 时间 – 空间

时间包括对年、月、日、时、星期的感知，例如知道自己所在的年、月、日、星期、时间，以及如何根据时间顺序合理安排自己的一天等。空间有两种，包括自我空间和周围空间。自我空间是对自身方位的认识，例如辨识自己的上、下、前、后、左、右。周围空间是对环境空间的认识，例如东、南、西、北，教室里的前、后、左、右，家里的卧室、厨房、卫生间等。

4. 静态、动态平衡

静态平衡包括双脚站立平衡、单脚站立平衡、姿势平衡以及外力影响下的平衡。动态平衡包括日常生活中的走、跑、跳，从站姿到坐姿，从躺姿到站姿等不同高度变化时的平衡。

第二节 日常生活能力训练

日常生活能力训练，锻炼的是失智老人自己独立完成日常生活所需要的能力，活动设计要充分考虑照顾对象的独特性，尊重个人生活习惯，利用日常生活中接触到的事物，自然而然地完成训练。

一、活动设计思路

失智症会影响到老人对外界事物的判断和理解，也会影响老人完成事情和处理各种情况的能力，这些能力不是老人在被诊断为失智症时就完全丧失，而是逐步下降的。对于处于疾病早期的失智老人，仍然保持着完成许多事情的能力，比如购物、修理、做饭、洗衣、洗澡、扫地、浇花等，我们的首要任务就是要尽量发现这些还存在的能力并最大化地发挥出来。

Note

二、活动实践步骤

（一）使用家用电器的能力训练

尽量让他动手做自己能做的事情，特别是原本就会做的事情，都应该让老人独立去完成。当发现老人完成这些活动有困难时，可以在他做得不那么好的步骤上逐步给予支援；随着疾病的发展，当老人的确无法独立完成时也要及时调整，避免发生意外。

1. 观察失智老人使用微波炉、电饭煲、电视机等家用电器的能力；

2. 口述完整任务，如"请把这碗米饭热一下"，如果不能完成，就分解任务；

3. 可以将操作步骤一步一步写出来，放在电器旁边，请老人按步骤执行；

4. 如果不能独立完成操作电器的部分，也可以示范动作，让老人模仿。

（二）家务劳动和自理活动的能力训练

基本日常生活能力的训练最好从早期就开始，在这个阶段其实还不能说训练，只是尽可能地把吃饭、洗澡、梳理、排便等活动的时间固定下来，形成思维定式，例如一摆碗筷就意味着要吃饭了。形成老人自己的规律后，对未来减少疾病后期的照护负担有很大的帮助。

1. 观察失智老人完成原本就会的家务劳动（如晾衣服）和自理活动（如梳头）的过程，了解其完成能力；

2. 根据能力的不同逐步给予支援，从无须他人帮助到需要一个提示，再到需要多个提示，最后到需要示范动作。

（三）安排好每天的活动计划

日常生活中的每一项活动，都需要大脑的指挥和参与，也就是说我们在生活中完成的每一个动作都可以锻炼大脑的功能。失智老人只要积极参与各项活动，包括社交活动和生活自理活动，都能有效刺激脑功能，延缓脑功能衰退。

为失智老人安排活动要注意以下几个方面：

1. 充分尊重老人进行选择的权利，也许他在众多的选择中会感

Note

到困惑，我们可以只提供 A 和 B 的选项，"自己做主"是很多处于早期的失智老人依然需要被满足的情感体验。

2. 充分关注老人的需求，安排的活动应该是老人喜欢的、感兴趣的、有能力完成的；关注的应该是活动的过程，而不是活动的结果。

3. 保持轻松、友爱的态度，要赞赏老人做得好的地方，让他体会到自己仍然有用，仍然被人需要是非常重要的。

4. 要有强大的耐心、包容心，学会忽略老人的错误，避免批评和否定，在他有困难时提供不动声色的支持与帮助。

请记录下失智老人还能完成的活动项目以及现在的活动能力：

项　目	自己能完成的步骤	需要帮助的步骤

第三节　认知功能训练

随着计算机技术的发展，计算机能够采用情景模拟和互动游戏的方式，提供针对不同认知域的专业训练方案，取得不错的训练效果。但老人受年龄、教育程度、过往经历、职业、视力、听力等因素的影响无法或不愿意使用计算机，而且失智老人已经失去的功能无法通过单一认知域的针对性训练再次获得，所以需要设计一些综合性的、与实际日常生活紧密结合的、容易实现的认知功能训练活动。

一、活动设计思路

失智老人的认知功能虽然在下降，但他们并不是懵懂的孩童，他们是有着丰富人生经验的长者，要特别注意避免过于儿童化的活动。在活动的过程中尽量做到老人"零挫折感"，可以采用改良的无错性的学习方法。

Note

延伸阅读：

无错性学习

　　无错性学习就是在学习中消除错误。学习者从容易辨别的项目开始，通过逐渐增加作业难度让其不经历失败。无错性学习有两个重要特征：第一，无错性学习不是某种具体的治疗方法。它是一种训练技术，贯穿于整个学习过程中。在接受这种学习时，不给犯错误的机会，传统学习过程中出现的错误反应可以被避免。第二，训练时为避免犯错，直接给学习者正确答案或让患者执行很容易的不可能出现错误的任务。

二、活动实践步骤

（一）缅怀训练

　　1. 与失智老人一起翻看过去的老照片，通过照片鼓励老人回忆往事，讲述自己的故事。

　　2. 鼓励老人把照片拍摄的时间、地点、人物、背后的故事记录下来，如果老人书写有困难，可由照护者协助记录。

　　3. 挑选出老人最喜欢的照片，按照时间顺序排列，帮助老人整理出一本记录个人生活轨迹的生命故事书。

　　4. 喜欢用文字记录事情的失智老人，可以鼓励他们在疾病早期阶段继续记日记，也可以一起回顾以往日记中的内容。

（二）现实导向训练

　　1. 在居住环境中放置醒目的提醒工具，比如时间提示板，鼓励老人每天更换日期，标注天气情况、节气等；也可以一起玩手撕日历的游戏，鼓励老人读出当天的日期或通过问答形式鼓励老人讲出正确日期（图8-3-1）。

　　2. 遇到节气或重大节日可加入节日道具以提升老人的投入感，可以请老人描述他记忆中的风俗人情，小时候是怎样度过这些节日的。需要注意的是应尽量避免同时询问多个不同的日期，以免让老人感到混乱。

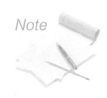
Note

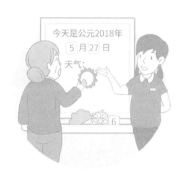
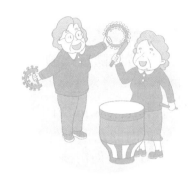

图 8-3-1 现实导向训练　　　图 8-3-2 感官刺激训练

3. 外出散步时向老人请教行走路线中或当前所在区域的情况，请老人介绍周边环境，也可以就当时碰到的人或物与老人聊天。

（三）思维和视空间感的训练

1. 邀请老人一起下象棋、打扑克牌和玩麻将。需要注意的是，失智老人在玩这些游戏的过程中难免会出错，此时照护者不需要去纠正他的错误，因为对错输赢都不重要，老人感觉愉悦才是最重要的；

2. 请老人按照图例或自己的创意搭积木，或者玩简单的拼图、七巧板、魔方等；

3. 准备一些大小不同的几何图形，和老人一起玩"大小匹配"的游戏：每次拿出 5 个大小不同的几何图形，然后给定一个目标，让老人从 5 个图形中找出与它大小相同的那一个。

（四）识别物体和归类能力训练

1. 结合失智老人的特长和喜好，比如在参与家务活动的时候，对日用品、蔬菜、水果等进行识别和归类练习。

2. 准备一些图片或者实物，请老人按照不同的属性进行归类放置。

（五）感官刺激训练

1. 准备不同质地的物品，比如丝巾、棉花、牙刷等，邀请老人从中取出一样物品，照护者利用取出的物品轻擦老人的手掌或手臂，也可以让老人触摸，协助他说出感受（感受提示：舒服 / 不舒服，软 / 硬，光滑 / 粗糙）。

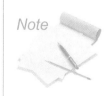

Note

2. 准备一些简单的打击乐器，比如铃鼓、木鱼、沙槌、响板、三角铁等，鼓励老人选择其中一种乐器，运用该乐器跟随照护者的节拍敲打，或者跟随音乐的节拍敲打（图 8-3-2）。

3. 照护者可以邀老人一起玩"闻闻它是什么？"的游戏：照护者准备文字卡及气味浓烈的物品，比如花露水、风油精、醋等，让老人闻一闻瓶内的东西，在文字卡的协助下，猜一猜闻到的是什么，如果老人猜中，要加以赞赏。在游戏过程中，需要提醒老人切勿饮用或进食游戏中所用的物品。

适用于失智老人的认知训练方法不是单一不变的，是多种多样的；不是刻板的，更不是一定要用专用的训练工具。要用善于发现的眼睛去观察，更要拓宽思路，变化出多种多样的训练方法。

第四节　基本精神运动功能训练

基本精神运动功能训练主要包括基础热身、肌张力调节、平衡和精细运动。训练内容可以根据失智老人的自身情况进行个性化设计。通常从热身开始，可以加入社交、表达、游戏等元素。社交元素可以帮助失智老人与他人建立语言和非语言交流；表达元素可以帮助失智老人进行思考并将练习过程中的体验进行一定程度的内化，最后用语言表达出来；游戏元素可以增加练习的趣味性，使失智老人从中得到愉悦。

（一）基础热身

1. 头、颈热身（图 8-4-1）

（1）预备动作：基本坐姿或基本站姿。

（2）实践步骤：倾头练习：头顶带动整个头部慢慢向前倾头 - 回正，向后倾头 - 回正，向左倾头 - 回正，向右倾头 - 回正。每组动作重复 2 次。转头练习：头部平行向右转动 90° - 回正，头部平行向左转动 90° - 回正。每组动作重复 2 次。

（3）动作要领：倾头时保持背部直立，动作要慢，用头顶画一个长长的弧线，颈部肌肉拉长。转头时眼睛平视前方，背部、颈部

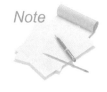

Note

拉长，旋转过程中保持头部直立，不要倾斜。动作中避免塌腰、驼背。颈部动作不可连带身体其他部位产生多余动作。

（4）练习目的：针对头、颈部的热身练习，训练颈部肌肉柔韧性，加强颈部肌肉控制能力，调节颈部肌张力。倾头、转头过程中增强自身方位感。

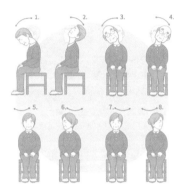
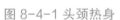

图 8-4-1 头颈热身

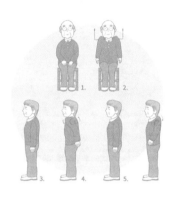

图 8-4-2 肩部热身

2. 肩部热身（图 8-4-2）

（1）预备动作：基本坐姿或基本站姿。

（2）提肩练习：肩膀带动双臂慢慢提起至最大限度，肩膀找耳朵，然后慢慢放松，重复2次。

（3）肩部画圆练习：肩膀带动双臂从前向后画圆，重复2次。从后向前画圆，重复2次。

（4）动作要领：提肩时颈部拉长，后背保持直立。

（5）练习目的：针对肩部的热身练习，训练肩部灵活性、柔韧性及肩部及肩部肌张力调节能力。

3. 脚趾、脚踝、膝盖热身（图 8-4-3）

（1）预备动作：基本坐姿。

（2）勾绷脚、屈伸膝练习（以右侧为例）：上身保持基本坐姿不动，右腿向前伸直，脚跟轻放于地面，脚尖用力向上勾（脚尖朝向鼻尖方向），静止5秒钟。然后膝盖弯曲成90°，同时绷脚（脚尖用力向下压），脚尖轻轻点在地面上与地面垂直，每组动作重复2次。

（3）动作要领：动作过程中上身尽量保持直立，单腿动作时身体其他部位不要随动。勾脚、绷脚时尝试用脚尖带动脚掌、脚踝运动，

Note

尽量做到最大限度。

（4）练习目的：针对脚踝、膝盖的练习，练习脚趾、脚踝、膝盖的灵活性、柔韧性及肌张力调节能力。

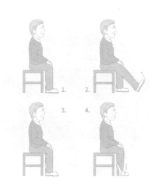
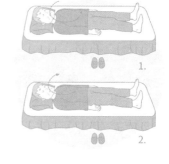

图 8-4-3 脚踝、膝盖热身　　　图 8-4-4 呼吸调节肌张力

（二）呼吸调节肌张力（图 8-4-4）

1.预备动作：躺姿，舒适着装，脱掉鞋子，摘掉眼镜。

准备一张软硬适中的床，失智老人以自己最舒服的姿势平躺在床上，头部可以垫一个高度适中的枕头。双手自然放在身体两侧，双脚放松、自然分开。准备动作做好之后尝试慢慢放松自己身体，感受呼吸的节奏，感受身体与床面接触每一个部位及身体重量带来的压力，慢慢放松身体和精神。

2.练习步骤：感受自己的呼吸，用鼻子慢慢吸气，感受气流从鼻腔进入身体，慢慢到达小腹，将小腹填满微微凸起。然后慢慢吐气，将小腹的气流经过鼻腔慢慢吐出，小腹自然放松。静静感受呼吸的过程，通过呼吸让体内的气流进行有效的循环。可根据失智老人的感受调节练习时长。

3.练习目的：此练习是通过呼吸调节肌张力，帮助失智老人放松身体和精神，有利于睡眠。

（三）脚部精细运动（图 8-4-5）

1.预备动作：坐姿，脱掉鞋子。

准备一张高度适中的椅子，鞋子脱掉，将2/3的臀部坐在椅子上，

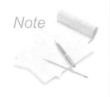

Note

尽量避免将整个臀部及大腿放在椅子上。头部放正，双眼平视前方，肩部放松，后背保持直立，脊椎拉长，头顶寻找天花板，双臂自然下垂。双脚分开与肩同宽，脚底平贴与地面，不要内扣、外翻。双腿自然放松，膝盖与脚尖始终朝向正前方。

2.练习步骤（右脚为例）：将长方形毛巾展开，竖着平铺于失智老人右脚前方。用右脚脚跟踩在毛巾的下端，卷动脚趾和半脚掌将毛巾慢慢揽入脚心，然后照护者将毛巾重新铺平重复这组动作。根据失智老人适应情况调整练习次数。

3.练习目的：此练习唤醒失智老人脚部感知能力，增加脚趾灵活性、脚部延展性以及脚部肌肉调节能力。有利于失智老人在站立、行走过程中保持身体平衡。

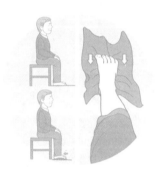

图 8-4-5 脚部精细运动

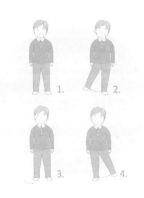

图 8-4-6 平衡练习

（四）平衡练习（图 8-4-6）

1.预备动作：站姿。

双脚平行分开与肩同宽，头顶找天花板，眼睛平视前方，颈部拉长，肩部放松，手臂自然下垂。双脚平铺地面，用心感受脚底与地面接触的压力，后背拉长。头顶、脚跟分别向上、下两端延伸。

2.练习步骤（左右重心移动）：在保持平衡的前提下，慢慢将身体重心移到左腿上，右脚脚跟微微离开地面，身体保持直立。然后将身体重心慢慢移回双脚上保持平衡。接着将身体重心慢慢移到右腿上，左脚跟慢慢离开地面，身体始终保持直立。可根据失智老人的适应情况调整次数。

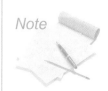

Note

3.练习目的：此练习有助于失智老人保持静态、动态身体平衡，预防跌倒。

（五）手部精细运动练习（图8-4-7）

1.预备动作：坐姿。

2.练习步骤1：准备花生粒30颗、玉米粒30颗、筷子一双或夹子一个、不同颜色的碗（红、白、蓝）三只。将花生粒、玉米粒混合放入红色碗中，失智老人需用筷子或夹子将花生粒、玉米粒夹出并分别放入白色和蓝色碗中。右手做完换左手。

3.练习步骤2：准备一个葡萄握力球，失智老人用手部力量抓握握力球，右手做完换左手。

4.练习目的：此练习训练失智老人手指灵活性及抓握能力，增强手部肌张力调节，训练手眼配合能力。握力球有助于增加手部抓握能力，同时起到减压作用。

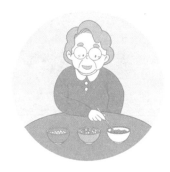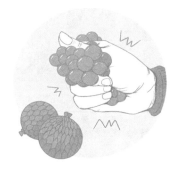

图 8-4-7 手部精细运动

注意事项：练习过程中照护人员要充分尊重失智老人意愿，了解失智老人需求，建立和谐关系。动作主要以模仿为主，不要过度纠正动作将老人弄伤或使老人产生挫败感。练习目的不是动作标准，而是动起来，快乐地参与其中。

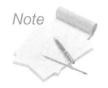
Note

延伸阅读：

精神运动康复

精神运动康复学起源于法国，是一种全年龄段的非药物治疗手段，迄今已有 70 多年历史。精神运动康复学是针对患者身体运动机能与精神状态而采取的治疗措施，包括理论、实践及评估 3 大模块。理论模块融入了神经生理学、心理学、精神病学等学科。实践模块融入了现代舞、戏剧、哑剧、音乐等学科。评估模块对精神运动机能、肌张力、时间空间、身体图示、身体意象等精神运动功能进行评估。其新颖之处在于将精神与身体有机地结合，有助于更确切地掌握人体机能的复杂性。它研究身体与精神之间的双向影响，是一种特殊的以身体为媒介调整精神和身体机能再造的康复学科。

（龚梅 邢颖）

课后思考与练习

一、失智老人进行功能训练的原则与策略是什么？

二、日常生活能力包括哪些？

三、基本精神运动功能训练的注意事项是什么？

Note

第九章 失智老人的安宁疗护

学习目标

1. 了解安宁疗护的背景

2. 掌握终末期失智老人生理需求

3. 掌握终末期失智老人心理需求

4. 熟悉躯体舒适照护的方法

5. 了解家属的心理需求

前　言

　　单亲家庭长大的张女士，一直将母亲视为可以依赖的一座山，母亲努力赚钱，毫不吝惜地为家人付出爱。后来母亲患了失智症，认知功能一点一滴地在退化，日常熟悉的技能无法完成，甚至逐步遗忘家人，张女士万般痛心，从最初的不能接受、压抑，到可以坦然面对，经历了一段艰难的心理之路。现在母亲的身体状况接近了终末期，对母亲说"再见"的路也越来越近了。死亡对于任何人来讲都是一个沉重的话题，张女士唯一的夙愿是让母亲可以有尊严地、舒适地安然逝去。她可以实现这个愿望吗？

Note

第一节 安宁疗护的背景

一、含义与由来

临终关怀、安宁疗护、安宁疗法、宁养照护来源于英文 hospice care，本意是疾病晚期病人的安养院、收容所，目前大陆地区多使用临终关怀这个词，台湾地区使用安宁疗护。

最早的 hospice 可以追溯到中世纪的欧洲。中世纪的欧洲使用本词，是指建立在修道院周边为朝圣者和旅行者提供休息及补给的场所。临终关怀指人类对年老体衰者或者病入膏肓者的关爱和供养。现代临终关怀的建立是在 20 世纪 60 年代，是以英国的西塞莉桑德斯博士及其创办的圣克里斯多夫临终关怀医院为标志性的开始。此后，美国、日本、荷兰、香港等多个国家和地区相继开展了有特色的临终关怀服务。我国的临终关怀事业主要来源于西方的理念，起步相对较晚，但是敬老爱老、赡养父母、养老送终是我们中华民族千百年来的传统美德，从夏朝开始历朝历代都会设立善终的场所，为身体残疾、鳏寡孤独老人提供救助，这些救助包含了养老送终的功能，并且不断完善，从一定意义上讲，这些就是我国临终关怀最初的模型。

目前，我国已经成为全球老年人口最多的国家，同时也是世界上人口老龄化加速最快的国家之一。预计到 2025 年，我国人口中老龄人口数量将会达到 4.8 亿，几乎占据了全球老龄人口的四分之一，同时也占到我国人口总数的四分之一。养老问题成为关系到每个社会成员自身利益的民生问题、现实问题。传统的家庭养老模式已经无法满足老龄化社会快速发展的需求，医疗健康服务、安宁疗护的实施对于最需要照顾、最需要关爱的老年人群来说显得极为重要（图 9-1-1）。

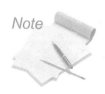

Note

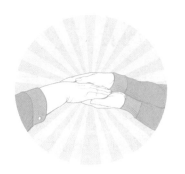

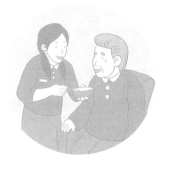

图 9-1-1 给予人性关爱　　　　　　图 9-1-2 提供全人照护

延伸阅读：

西西里·桑德斯女士（1918 年 1 月 22 日—2005 年 7 月 14 日）开创了现代临终关怀体系，使全世界开始关注并善待生命垂危者。她于 1967 年在伦敦成立了第一家现代安宁院——圣克里斯多弗安宁院。她是一名护士、社工，也是一名医生。她建立了临终关怀体系——一个以疼痛控制新方法和多方位治疗相结合的全面护理体系。她推进了新医学的发展，尤其是缓和疗法和现代临终关怀的发展。

在这个提倡安乐死（euthanasia）的年代，桑德斯女士的见解异于常人。这位临终关怀运动的开创者认为"应该产生新楷模，以改变世界对死亡的看法"（led to a model that has changed the face of dying across the world）。现在，单单美国就有 3200 间安宁院，服务于 90 万名病人；而全球 100 多个国家有着 8000 间安宁院。

二、核心服务目标

（一）舒缓各种不适症状

失智老人在生命的末期会出现疼痛、呕吐、呼吸困难、讨厌食物、便秘、腹泻，甚至压疮等症状。我们尽可能地满足他们的需要。要设法鼓励老人多进食，防止出现虚脱等并发症；对于便秘的老人，适当使用泻剂，如开塞露等；长期卧床的老人，要经常给予翻身和改变姿势，以使他们感到舒适并预防压疮的发生；要保持个人卫生，做好皮肤、头发、口腔、鼻腔、眼睛、指甲的护理，保持清洁，预防感染，保持最后的生活质量。

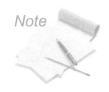

Note

（二）维持尊严及价值感

安宁疗护越来越被更多的不同层次的人接受，其原因之一在于所提供的服务与人本质的需求相吻合，涵盖了护理、心理、医疗、死亡教育、社会支援和居丧照护等多个方面。通过提升生命最后阶段的质量来体现人格尊严与生命尊严。

（三）依据其独特性，改变照护方式

不要过度打扰处于终末期的老人，保持适度的陪伴和心理支持；触摸是一种护理手段，不仅应用于新生儿，对于终末期的老人给予适度的触摸会让老人获得更多的信任和依赖，从而减轻孤独和恐惧感。可以触摸双手、额头、背部、胳膊，使其产生安全感，感受到被关注。

（四）提供全人照护

全人照护源于怜悯为怀的理念和实践。本着尊重人的价值与尊严，维护个人身体、心理、社交及精神的需求。即给予"身心社灵"四方面的需求。关注目前的身体机能、心理状况、适应能力、与家人的关系以及有无宗教信仰，通过全人照护，让老人平静、安详接受所发生的一切，坦然地生活（图9-1-2）。

第二节 终末期失智老人的需求与陪伴

在失智老人的终末期阶段，他们的世界将缩小到一个房间，一张床上，无法感知到周围发生的事情。大多数时间里，老人卧床或者背靠软枕坐着。他们的皮肤容易受损，关节会僵硬，压疮会出现，增加了老人的痛苦。因此，在终末期，照护者需要做的就是让老人尽可能生活得舒适。终末期阶段的老人会逐步失去自理能力，这时需要照护者学会并掌握一定的护理知识，比如饮食照护、皮肤照护、舒适体位的照护等。

一、终末期失智老人生理需求与照护

（一）居住环境

终末期失智老人居住的环境要清洁、安静、光线充足、温湿度适中、空气新鲜、避免噪声。由于老人的饮食、排泄均需在室内完成，

Note

产生的异味与污浊的空气会让机体抵抗力逐步下降的老人有潜在的感染危险。因此，可以根据室外天气状况制订适宜的开窗通风计划。例如秋冬季节，开窗换气时间可安排在上午 10 点到下午 2 点之间，根据房间面积大小掌握通风时间，达到空气对流交换即可，开窗期间做好老人的保暖工作。房间避免使用消毒剂进行空间消毒，可以使用移动紫外线车每周照射消毒一次。房间室温保持在 18℃~20℃，湿度 50%~60% 为宜。秉承"人性化"的照护原则，照护者与家属一起参与布置终末期失智老人的房间环境，可以在墙壁粘贴老人喜欢的画、工艺品、相片等，让老人心情愉悦、轻松（见图 9-2-1）。

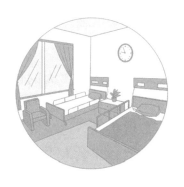

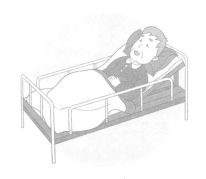

图 9-2-1 环境安静、光线充足　　　　　图 9-2-2 舒适的体位

（二）舒适的体位

终末期失智老人完全卧床期间会出现关节僵硬、骨骼突出部位受压会引起疼痛不适。照护者可以在老人的骨骼突出部位放上软垫。协助老人取半坐卧位时，摇高床头 30°~60°，下肢屈曲（见图 9-2-2）。放平时，先放平下肢，后摇低床头。协助老人轴线翻身时，保持整个脊椎平直，翻身角度不可超过 60°，避免拖拉。实时查看受压骨骼突出部位的皮肤有无异常。

（三）皮肤照护

由于终末期失智老人体位的单一性，在身体骨骼突出的部位容易导致局部血液循环不畅，持续的局部压迫，会导致组织的溃烂与坏死，从而发生压疮。人体的骨骼突出部位都是压疮的好发部位，例如骶尾部、足跟、内外踝、肩部等（见图 9-2-3）。照护者在实施照护的过程中要注意以下几项细节工作。首先，保持皮肤清洁，

Note

避免干燥。每日使用温水擦拭、清洁皮肤，动作轻柔，擦拭过程中随时观察老人有无异常变化出现。清洁后涂抹润肤露，保持皮肤润滑，对于一些特殊部位例如腋窝、腹股沟、肛周、松弛乳房的皮肤下方以及其他皱褶的部位，需要涂抹爽身粉，避免皮肤潮湿，发生皮肤浸渍。其次，要保持床铺的清洁、平整、无碎屑。对于完全卧床的终末期失智老人，照护者应每日打扫、整理床铺，彻底清理脱落的皮肤碎屑。每周定时更换床单，特别注意更换时要避免拖、拉、拽等简单、粗暴动作，防止人为损伤老人皮肤。最后，建议勤翻身，间隔不超过 2 小时。终末期老人由于形体逐步消瘦，骨骼突出部位的皮肤对压力的敏感性增加，条件允许可以使用气垫床。翻身时注意观察骨骼突出部位的皮肤颜色，发现异常及时报告，请医护人员参与给予指导。禁止隐瞒情况，私自处理。

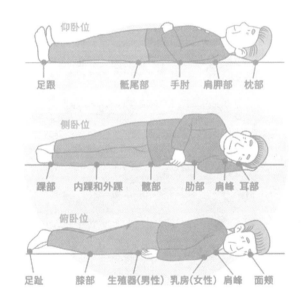

图 9-2-3 压疮的好发部位

（四）饮食照护

终末期失智老人机体的功能逐步衰退，消化吸收能力降低，往往失去了进食能力，照护者不要强迫老人进食，可以少食多餐，尽量变换食物的花样，食用便于吞咽和消化的食物。喂食过程中注意食物温度、软硬度，喂食的速度，避免发生呛咳和噎食。观察进食中和进食后的反应，进餐完毕，协助漱口。经专业人员评估判断后，

Note

终末期老人若丧失吞咽能力，禁止经口进食，经家属知情同意才可改变营养摄入途径。

（五）排泄

终末期失智老人会出现大小便失禁、便秘、腹泻等情况，照护者应注意以下几点：

1. 选择透气性好，质地柔软的纸尿裤，床单上铺好尿垫，防止潮湿。

2. 掌握排泄习惯，定时检查，及时更换，特别注意清洁肛周皮肤，保持干燥，涂抹润肤露。

3. 若出现尿频、尿液颜色改变，排泄时伴随痛苦表情，同时体温有升高迹象，请通知专业人员床旁检查。

4. 终末期失智老人完全卧床，进食较少，容易引起便秘，照护者每日 2~3 次进行腹部按摩，方法见图示（图 9-2-4）。必要时使用开塞露、甘油灌肠剂等辅助通便。

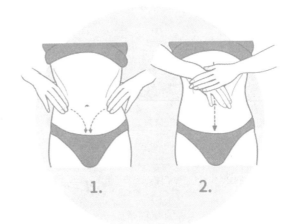

图 9-2-4 腹部按摩

（六）睡眠

1. 睡眠前创造一个舒适的入睡环境，关闭门窗，拉好窗帘，减少夜间强光及噪声刺激。打开地灯，杜绝额外声源的刺激，例如电视、手机等。依据不同老人的喜好，可以选择播放轻柔舒缓的音乐，放置清淡香味的水果，取舒适的卧位如右侧卧位、平卧位。同时睡前为老人泡脚，按摩双足，温水擦澡，促进身体血液循环，利于睡眠。

Note

2. 终末期失智老人，特别是完全卧床的老人，睡眠规律性较差。因此只要总的睡眠时间无明显减少，一般不为其重新调整睡眠时间。对于夜间入睡困难的老人，遵医嘱使用辅助药物促进睡眠。

二、终末期失智老人心理需求与照护

（一）维护尊严的需求

尊重民族习惯和宗教信仰，根据老人不同的职业背景、心理反应、性格特征等，在适当时机选择为老人播放关于生与死的影片或宣传片，帮助老人消除恐惧与不安。平静接受，尊严离去。

（二）不被遗弃的需求

终末期失智老人会出现以往没有的行为习惯表现，如排泄习惯变得不再规律，甚至会伴有失禁现象出现；饮食的规律会减弱，对温度的需求也会有改变等。如果照护者想改变终末期失智老人的习惯时请采取缓慢渐进的方式，避免引起情绪的反应。当出现卫生问题时要及时清理，保持干净，密切观察排泄前有无特殊的表现；不强迫终末期失智老人按照早中晚时间段完全规律进食，当老人有进食需求时，在掌握好食物量的基础上给予满足；完全卧床时衣着得体、干净；终末期失智老人做出尴尬举止的事情，如乱扔东西、絮絮叨叨、随手拿取他人物品时，只要不危害他人，最好的方式是转移其注意力。照护者的言行举止把控适度，懂得老人因机能状态改变出现的一些异常表现与需求，适时满足，让家属与老人感受到被重视与关爱，没有被遗弃。

（三）尊重的需求

重视老人所表达的每句话，发自内心地关心与安慰、嘘寒问暖、悉心照护。照护者为老人清洁皮肤、会阴部时保护好隐私，做好耐心的解释，听取老人的意见，在尊重的同时让每一位老人参与生活照护。对于表达清晰的老人，照护者与其交流沟通时要特别注意自己的面部表情，要呈现出和蔼、镇定，耐心倾听老人的需求，消除老人的顾虑，让其感受到仍然尊重他拥有的各种权利。

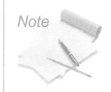

Note

第三节　家属的心理关怀

一、家属的心理负荷

（一）情绪压力

看着自己的配偶、亲友患失智症，记忆力逐步退化，一点一滴地丧失生活能力，直到完全与外界无任何情感交流，最后进入临终阶段，这个过程是令人心碎的，面对即将离世的家人，很多人无法真正接受这个事实，会失落、哀伤，甚至出现负罪感。

（二）经济压力

失智老人的家庭势必会需要有人承担照护者的角色，或自己承担，或聘用照护员，因而增加家庭支出。在这漫长的照护过程中，各类开销的费用，对一般上班族而言，都是沉重的负担，特别是无医疗保障的家庭，其经济负担更加沉重。进入终末期，是否给予更好的医疗照护也是家属纠结的问题。

（三）社会压力

失智老人随着机体各项功能的减退，生命进入倒计时时刻，家属参与陪伴的时间逐步增加。目前的社会现状是独生子女占据主导地位，在照护家人的过程中会削弱自己以往的娱乐活动，与他人交流的机会也会大大减少，感觉孤独，致使精神的需求无法满足，自身的生活质量随之下降。

二、家属的心理需求

（一）情绪疏导

情绪变化是自然的心理反应。每个人都有情绪问题，只是表达的方式不同。过度的压抑会造成累积的坏情绪伺机找寻出口爆发，所以当坏情绪产生时，理智的反应是倾听情绪，接纳情绪，可以找人谈一谈，可以给自己一点休息的空间，可以通过运动来发泄情绪，可以做自己喜欢的事情来转移注意力，让情绪得以抒发。自身无法调节时可以寻求专业的心理评估师进行干预。

Note

（二）肯定并奖赏自己

终末期失智老人逐步接近生命的尾声是无法改变的事实，是疾病本身的不可逆发展，作为家人，不要责怪自己照护不周或失败，所以不要忘记每天称赞自己，适时奖励自己，肯定自己照护、陪伴的价值。同时也要定期对自己的健康状况进行评估。

（任莉）

 课后思考与练习

请列出终末期失智老人日常照护内容。

Note

第十章 失智老人的照护环境设计

本章大纲

第一节 失智老人照护环境概述

第二节 失智老人照护环境设计要点

学习目标

1. 了解照护环境不当对失智老人带来的不良影响

2. 熟悉失智老人照护环境的设计原则

3. 熟悉失智老人照护环境的设计要点

前 言

随着认知功能的减退，失智老人对环境的定向力和适应能力越来越差，环境不熟悉、环境中刺激不当都使失智老人困惑、混乱，没有安全感，可能诱发各种精神行为问题；此外，环境中的潜在危险因素会增加老人跌倒、走失、误服、自伤／伤人等各种意外伤害的风险。因此，为失智老人设计恰当的照护环境，对于预防意外事件的发生，降低精神行为问题的发生，延缓病情进展至关重要。本章从照护员的角度出发，介绍照护环境对失智老人的重要性、环境设计原则及各区域的环境设计要点，以指导照护员识别失智老人照护环境中不恰当的因素及潜在风险，并充分利用照护环境中有利于失智老人的特征进行适时引导。

Note

第一节 失智老人照护环境概述

一、照护环境不当对失智老人带来的影响

（一）诱发精神行为问题

失智老人随着认知功能的不断下降，应激阈值逐渐降低，适应新环境的能力也随之减弱。人－环境互动理论指出，当个体能力降低，或环境需求增加时，二者不匹配则产生消极反应，即异常行为。由此可见，失智老人的异常行为从某种意义上可看作是个体与环境不匹配的结果。不恰当的环境设计是诱发失智老人出现异常行为的重要因素。

如果居住环境或照护者突然变化，失智老人会因环境不熟悉，感到困惑和混乱，或因找不到想去的地方，产生挫败感，从而诱发精神行为问题；居住环境中光线过于暗淡、嘈杂、温度过高或过低、阳光或灯光产生的阴影等不恰当的刺激，可能诱发失智老人出现幻听、幻视、徘徊、激越行为等问题；此外，对于重度失智老人来说，长期待在房间，失去来自自然界的各种感官刺激（刺激过少），会出现尖叫、敲打床栏等异常行为。

（二）增加个人安全风险

照护环境中如果存在安全隐患，容易增加失智老人发生各种意外事件的风险，如跌倒、走失、误食／误服、烫伤、自伤／伤人、触电或中毒等。

1. 跌倒

由于认知障碍老人的判断力、步态和视觉空间感知及识别能力下降，其跌倒风险比正常老年人高出 2 倍。照护环境中若存在潜在的危险因素，如活动区域杂物过多、地面不防滑、有台阶或门槛、缺少扶手等，会增加失智老人跌倒的风险。

2. 走失

伴随认知功能的下降，失智老人的定向力逐渐减退，容易出现徘徊／游荡等行为，导致因四处游荡而走失。而走失会增加失智老人发生溺水、交通事故、死亡等意外伤害的风险。环境改变、不合理的环境设计可增加走失的风险。

Note

3. 其他意外伤害

（1）误食 / 误服：随着认知功能的不断下降，失智老人可能会有误服杀虫剂或清洁剂的危险。此外，由于失智老人有时有较强的好奇心，同时伴有判断力下降，可能会发生误食变质食品或不可服用的物品的情况。

（2）烫伤：失智老人感知觉能力下降，且反应迟钝，容易在进食水或食物、洗澡等过程中发生烫伤。

（3）自伤 / 伤人：由于失智老人判断力减退及攻击行为的出现，照护环境中若存在危险物品，或未安装护栏，或门窗管理不合理，会增加自伤或伤人的风险。

（4）触电或煤气中毒：若照护环境中的电源开关或家用电器较多，且无妥善管理，会增加触电危险；失智老人自行打开煤气，造成天然气泄漏，发生煤气中毒。

二、失智老人照护环境的设计原则
（一）确保环境的安全性

随着病情不断进展，失智老人各项机体功能逐渐减退，对环境的适应能力下降，增加发生各种意外事件的风险，如跌倒、走失等。因此，在失智老人设计居住环境时，应将安全性作为首要原则。

1. 防跌倒

对照护环境进行安全评估及无障碍设计，对于预防失智老人发生跌倒至关重要，包括地面的防滑设计，安全的行走空间，重点区域的防跌倒设施等（图 10-1-1）。

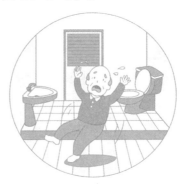

图 10-1-1 跌倒风险

Note

2. 防走失

随着失智老人定向力的不断下降，走失已成为失智老人的一个重要问题，而不恰当的环境设置是影响失智老人走失的一个重要因素。因此，加强对失智老人居住环境的改造，提供一个友好化的居住环境，可有效预防失智老人发生走失。

3. 防其他意外事件

环境中的潜在危险因素，还容易导致失智老人发生误食、误服、自伤、伤人、中毒等意外伤害。因此，应妥善保管好环境中的危险物品，预防失智老人发生上述意外事件。

（二）保持环境稳定、熟悉

由于失智老人对新环境的适应能力降低，经常变换居住环境容易使老人感到困惑、混乱，进而诱发激越行为等问题。由于居家环境对于失智老人来说具有稳定、熟悉的优势，因此，倡导尽量使失智老人在自己熟悉的家中生活，避免住所轮换或入住各类照护机构。

但是，由于各种主客观原因，部分失智老人会入住各类照护机构。由于照护机构的环境布局与居家环境有很大不同，失智老人容易因环境不熟悉导致困惑和混乱。因此，照护机构的管理者和照护者应尽量采取措施，维持照护环境的稳定性和熟悉性，包括设计去机构化的居家式、小单元照护环境，避免对照护环境的布局做突然、大的变动，如更换房间、重新摆放家具等。不得不变换居住环境时，摆放失智老人喜欢和熟悉的小家具、照片、饰品等，保持熟悉性。

（三）设计时间和地点定向线索

定向力是个体对周围环境、时间、地点、人物及自身状态等的察觉和识别能力。随着疾病的不断进展，失智老人对于时间、地点的定向力逐渐减退。时间定向力减退，导致失智老人分不清季节，乃至分不清白天和黑夜，导致睡眠紊乱等问题；地点定向力减退，可能造成迷路、走失等严重后果。因此，可在照护环境中设计失智老人尚能识别的时间和地点定向线索，引导失智老人辨别时间和地点，避免产生困惑和混乱。

（四）提供适当的感官刺激

由于认知功能退化及病耻感存在，失智老人的日常生活和外出

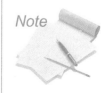

Note

活动受到影响，尤其是重度失智老人，由于长期卧床不能外出，缺乏来自自然界的各种感官刺激。而缺乏刺激是激越行为的重要诱发因素之一。因此，根据失智老人既往生活环境的特点及个人喜好，在照护环境中设计各种视觉、触觉、嗅觉、听觉等个性化的多感官刺激，对减轻失智老人的不良情绪及激越行为有重要意义。

（五）维持隐私性和社交性

对于失智老人而言，居住环境的隐私性和社交性也极为重要。过度拥挤或缺乏隐私性的环境因素是增加失智老人行为问题和自伤/伤人风险的危险因素。隐私的环境可为老人提供生理和心理上的安全感。如根据失智老人之前的生活习惯，为其提供属于自己的空间。对于住2人间或多人间的老人，建议使用隔帘或屏风进行遮挡，来保护老人的隐私性。

在重视失智老人居住环境隐私性的同时，还要注意保持环境的社交性，为失智老人提供与他人交往的空间，如活动室、餐厅、阅读室、模拟超市等活动区域（图10-1-2）；同时，为失智老人创造去这些空间活动的机会，提高社会参与度。

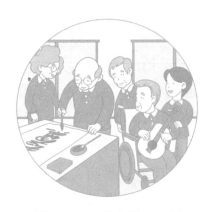

图 10-1-2 公共活动空间

延伸阅读：

代代相通

老人最怕的是孤独和寂寞，尤其是失智老人。荷兰一家叫 Humanitas Home 养老院为了解决这一问题，巧妙地将大学生与老人组合在一起。

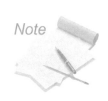

Note

　　随着房价和租金越来越贵，很多大学生生存压力加大，付不起高昂的房租。这家养老院将院里多余的房间，免费租给这些年轻人。大学生们需要付出的代价就是，每个月陪伴老人 30 小时以上。相当于每天花一个小时，陪老人散步、一起看电视，教他们用电脑，认识什么是涂鸦艺术等。

　　老人们非常高兴，"现在我可以发电邮、浏览互联网、看视频，还可以与朋友们视频聊天"。大学生们也收获满满，"不仅是不用付房租，我也喜欢跟老人一道工作。学生宿舍房间小，而且贵，这真是不错的选择"。老人们还会把他们生活、工作中丰富的人生经验毫无保留地讲给学生们，年轻人感觉自己获益匪浅，不仅可以获得免费的房子，还可以收获阅历和知识。

第二节　失智老人照护环境设计要点

　　为了满足失智老人对环境的特殊需求，避免诱发精神行为问题及各类意外事件的发生，除了应按照老年人照护环境的无障碍原则设计之外，还应针对失智老人的特点做好照护环境的设计。本节从照护环境的整体布局、出入口、活动区域、卧室、卫生间、室外空间等不同区域，介绍失智老人照护环境的设计要点。

一、整体布局

（一）去除安全风险

　　遵循无障碍设计原则，在失智老人的活动区域内，去除一切可能导致跌倒的风险因素。

　　1. 地面

　　（1）使用防滑、不反光的地板，尽量使用一种颜色。

　　（2）地上有水时及时擦干。

　　（3）移走杂物、障碍物、小块活动的地毯，或将地毯的边缘固定。

　　2. 通道

　　（1）客厅、卫生间、卧室、厨房、餐厅、阳台等各个区域的连接处，避免台阶和门槛（图 10-2-1），若有高度差，做成小坡道。

Note

（2）各区域的通道留出足够的行走空间，避免堆放杂物。

（3）卧室通往卫生间的过道上，安装感应式夜灯，方便夜间使用。

（4）对于有宠物的家庭，夜间不让宠物待在从卧室通往卫生间、客厅的过道上，以免绊倒。

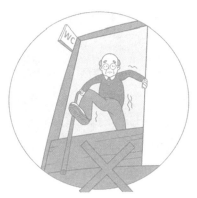

图 10-2-1 避免高的门槛

（二）保持稳定、熟悉

1. 对于居家失智老人来说，尽量避免突然搬家、轮住子女家，避免对居家环境的整体布局、家具做大的突然变动。

2. 如果必须变换居住环境，尽量在客厅或卧室，摆放失智老人喜欢和熟悉的小家具、照片、饰品等。

3. 对于居住在照护机构的失智老人来说，倡导设计去机构化的小单元照护空间，给失智老人营造"家"的感觉。

（三）适当的感官刺激

1. 光线刺激

（1）在失智老人常常活动的区域（如客厅、活动室），保持明亮而均匀的自然光或人工光源，避免光线过于昏暗。

（2）用遮光窗帘遮挡强烈的阳光，灯光避免刺眼、反射和炫光。

（3）将镜子放在不易产生反光的地方；若失智老人对着镜子大喊大叫，应把镜子移走，或用装饰物遮挡。

2. 色彩刺激

（1）在卧室、客厅或活动室，摆放色彩鲜艳、无毒、无刺、无异味的花草。

（2）在卧室、客厅或活动室，根据失智老人的喜好，悬挂或摆

Note

放色彩明亮的照片、图画、装饰物等。

（3）地板、墙壁、窗帘、床单等装饰成温馨、明亮的暖色调（图10-2-2），但应注意图案简单，避免过于花哨，以免引发幻觉或错觉。

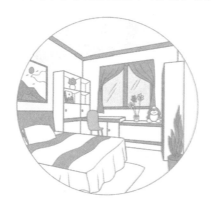

图 10-2-2 温馨、明亮的暖色调

3. 声音刺激

（1）在失智老人的活动区域内，避免过于嘈杂，同时避免过于安静。照护者不要穿会发出声音的鞋子，避免多人不停地走来走去。

（2）根据失智老人的喜好设定声音刺激，如播放失智老人喜欢的老歌、音乐、戏曲、相声等。

（3）对于长期卧床的失智老人，可采用录音或投影的方式，播放录制的来自大自然的声音，如鸟叫声、风声、海浪声等。

4. 触觉刺激

（1）在卧室、客厅或活动室，摆放布艺或毛绒，或装有海绵、沙子等带来不同触觉感受的物品。

（2）提供仿真娃娃（图10-2-3）、电子宠物等；或在确保安全、符合失智老人以往喜好的前提下，提供失智老人喜欢、熟悉的小宠物。

5. 嗅觉刺激

（1）每天定时开窗通风，去除卧室、客厅或活动室的异味。

（2）在卧室、客厅或活动室，放置散发香味的植物或花卉、香囊、固体清香剂等。

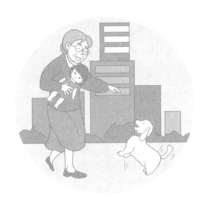

图 10-2-3 仿真娃娃

6. 多感官刺激室

对于有条件的照护机构，可设计多感官刺激室，利用光线、音乐、芳香、各种物体等，为失智老人提供多重感官刺激。

二、出入口

重点关注防走失、防跌倒的设计，并确保其宽度便于轮椅出入。

（一）防走失的设计

1. 隐藏出口或门把手：为了避免失智老人在夜间或无人陪伴的情况下自行走出家门，在通往外面的出入口处，可利用布帘、图画、篱笆与墙壁颜色相近的装饰物，隐藏出口或门把手（图 10-2-4）。

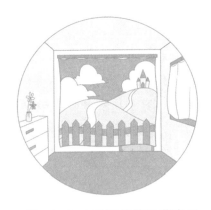

图 10-2-4 采用篱笆隐藏出口

2. 使用电子产品监测出口：可使用各类电子产品监测失智老人是否离开出口，如门磁感应装置、电子定位装置、人脸识别系统、远程报警系统、摄像头等。

Note

3. **注意事项**：不建议使用电子密码锁、指纹密码锁等，这样会使失智老人因为打不开房门而感到恐慌。

（二）防跌倒的设计

1. **避免台阶和门槛**：出入口处避免台阶和高于 2cm 的门槛，若有高度差，建议做成平缓的小坡道。

2. **放置换鞋凳**：门口换鞋处可放置便于老人落座的换鞋凳（图 10-2-5），避免换鞋时因重心不稳发生跌倒。

3. **方便轮椅出入**：对于照护机构，以及使用轮椅的居家失智老人来说，出入口的宽度应方便轮椅出入。

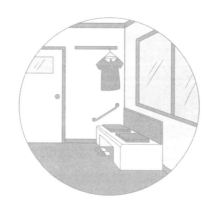

图 10-2-5 出入口的换鞋凳

三、客厅或活动室

重点关注无障碍行走空间、防跌倒和意外事件、恰当的感官刺激、个性化定向线索以及社交空间与机会。

（一）地面

1. **地板**：使用防滑、不反光的地板，尽量使用一种颜色，避免地板过于花哨，引发幻觉或错觉。

2. **地面干燥**：地上有水时及时擦干。

3. **移走杂物**：减少杂物、障碍物、小块活动的地毯，或将地毯的边缘固定。

（二）通道

1. **避免台阶和门槛**：客厅与卧室、卫生间、厨房、餐厅、阳台的连接处，避免台阶或门槛。若有高度差，做成平缓的小坡道。

Note

2. 移走杂物：通道留出足够的行走空间，避免堆放杂物。

（三）家具

1. 布局稳定：避免突然改变整体布局，如重新摆放家具。

2. 家具安全：家具简洁、稳固，避免尖锐的边角（图10-2-6）。

3. 座椅安全：失智老人常坐的椅子高度和软硬适中，有坚固的扶手和靠背（图10-2-7），方便老人起身和落座。

4. 柜子便于取物：放置失智老人常用物品的柜子高度合适，方便老人取用物品。

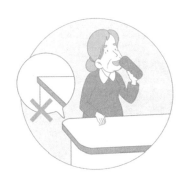 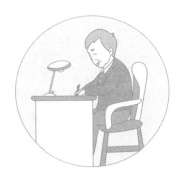

图 10-2-6 家具避免尖锐的边角　　　图 10-2-7 椅子有扶手和靠背

（四）保管好危险物品

1. 危险物品：将危险物品放在失智老人不易接触的地方，如药品、刀叉、玻璃器具、锐器、强力清洁剂等。

2. 过期食品：定时检查食物的有效期，及时清理过期的食品，以防失智老人误食。

3. 有毒植物：避免在失智老人的活动区域内摆放有毒、有刺的植物。

4. 电源和电器：做好电源和电器的安全防护，如加热器、电热毯等，电源插线板放在柜子或盒子里隐藏起来。

（五）定向线索

1. 方向标识：用文字、图案等，设计简易的方向引导标识，引导失智老人找到自己的房间、卫生间、厨房、餐厅等（图10-2-8）。

Note

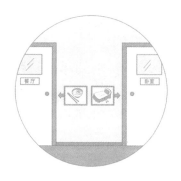

图 10-2-8 设计方向引导标识　　　图 10-2-9 设计时间定向线索

2. 时间标识：在醒目位置，放置数字字体大的钟表、日历（图 10-2-9），并尽量使用失智老人既往熟悉的式样；设计显示当前季节、节日的图片，帮助失智老人辨识季节和时间。

四、卧室

重点关注防跌倒 / 坠床、隐私的空间、恰当的感官刺激、个性化定向线索。

（一）房门

1. 避免反锁房门：为了避免失智老人将自己反锁在房间，出现意外情况不能及时获得帮助，建议安装内外均可开启的锁具，或照护员应保留备用钥匙。

2. 房门引导标识：为了引导失智老人识别自己的房间，可在房门上贴上失智老人能辨认出的床的照片、熟悉的图案等。例如，有的失智老人看到自己年轻时的照片就能识别是自己的房间，那就在房门上贴上该老人年轻的照片。

（二）地面及通道

1. 地面防滑：使用防滑地板或固定住的地毯，有水及时擦干。

2. 夜间照明：卧室通往卫生间的过道上，安装感应式夜灯，或备好随手能拿到的手电筒等照明设备，防止夜间上厕所时发生跌倒。

（三）床

1. 防止坠床：建议使用可调节高度的床，或在地上放置固定的垫子，防止坠床。对于长期卧床的失智老人，可使用床挡。

2. 床的高度：床的高度以老人坐在床边时双脚刚好踩到地面为

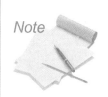

Note

宜，下床时有可用来支撑的东西，如床头桌或椅子。

3. 床边：床边有放置手杖、助步器的空间。

4. 床单：将下垂的床单塞到床垫下，不要垂到床的边缘，以免下床时绊倒。

（四）窗户与阳台

1. 建议使用封闭式阳台。

2. 若为开敞式阳台，墙体或护栏高度在 1.3m 以上，或安装防护网。

（五）物品管理

1. 物品标识：将失智老人自己的日常用品放在固定、醒目的位置。在柜子、抽屉外面做上标识，方便失智老人找到自己的物品。

2. 收好危险物品：保管好药品、过期的食品、尖锐或易碎的物品等。

3. 确保家具安全：高的衣柜靠墙放置，或做成固定在墙上的组合家具。

（六）个性化线索

1. 布局和色调：卧室的布局，以及墙壁、床单、床帘等的色调尽量按照失智老人的喜好设计。

2. 保持稳定性：避免突然变换布局及物品放置的位置。

3. 物品标识：摆放失智老人熟悉的家具、喜欢的物品、饰品、图画等，帮助失智老人辨识周围环境。需注意：不要摆放引发不良回忆的老照片、纪念品，以免睹物思人，影响睡眠。

（七）感官刺激

1. 每天定时开窗通风，去除室内的异味。

2. 可放一些固体清香剂，或可以散发香气的香囊、植物。

五、卫生间

卫生间和浴室是失智老人最容易发生跌倒的区域，尤其应落实好环境的安全性原则，并设计好定向线索。

Note

（一）定向线索

1. 位置就近：尽量将卫生间设计在距离卧室近的地方。

2. 夜间照明：在通往卫生间的过道上，安装感应式夜灯，防止夜间跌倒。卫生间的灯在夜间最好亮着，以方便失智老人在夜间顺利找到厕所。

3. 方向标识：用文字、图案等设计简易的方向引导标识，引导失智老人找到卫生间（图 10-2-10）。

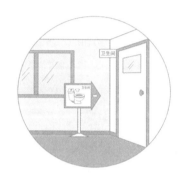
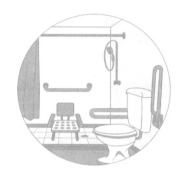

图 10-2-10 卫生间引导标识　　图 10-2-11 扶手及淋浴椅

4. 物品标识：选择颜色鲜艳的毛巾，如红色；浴室的扶手、淋浴椅或浴座的颜色要与墙壁的颜色对比鲜明，方便失智老人识别。

（二）房门

1. 避免反锁房门：为了避免失智老人在卫生间出现意外，房门安装内外均可开启的锁具，或照护员保留备用钥匙。

2. 可视窗口：建议在卫生间房门上安装可视窗口，以便照护者能在外面及时了解到失智老人的情况。

3. 引导标识：卫生间的门上贴上失智老人能辨认出的马桶的照片、图案等，引导失智老人找到厕所。

4. 方便轮椅出入：为了便于坐轮椅的失智老人出入卫生间，卫生间的门宽应 >1m。

（三）地面和扶手

1. 地面防滑：地面使用防滑材质或做防滑处理，及时擦干地上的水，避免滑倒。

2. 防滑垫：洗浴处可放置固定的防滑垫，但避免放置可活动的防滑垫，以免绊倒。

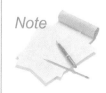

Note

3. 扶手：马桶旁和洗浴处安装扶手，淋浴椅或浴座等（图10-2-11）。

4. 空间充足：浴室或卫生间应有足够的空间，以方便照护者协助失智老人洗澡。

（四）危险物品管理

1. 易碎物品：避免使用易碎的器具，如牙缸、洗浴用品等。

2. 电动物品：将剃须刀、吹风机等危险物品放在老人不易接触的地方。

3. 洗漱物品：对于重度失智老人，将洗漱物品妥善放置，以免老人误食。

4. 热水：有热水的水龙头建议安装恒温装置，以免发生烫伤。

六、餐厅和厨房

餐厅可为失智老人提供与家人、其他老人一起进餐的机会，应关注其安全性设计；对于照护机构来说，倡导设计小型厨房和餐厅，营造居家氛围。

（一）餐桌和餐椅

1. 餐桌：餐桌避免尖锐的边角，桌面不反光，或铺上图案简单的桌布。

2. 餐椅：餐椅高度和软硬适中，尽量有扶手和靠背，方便老人起身和落座。

3. 位置固定：尽量为失智老人设定相对固定的位置。

（二）危险物品管理

1. 易碎餐具：使用不容易打碎的餐具。

2. 锐利物品：保管好锐利的物品，如刀具、剪刀、玻璃器皿、筷子等。

3. 有毒物品：保管好有毒、有害的物品，如清洁剂、各类调味品等。

4. 过期食物：及时清理过期的食物等，避免失智老人误食。

5. 煤气和天然气：平时将煤气或天然气的阀门关闭，安装煤气报警器和烟雾报警器（图10-2-12）。

Note

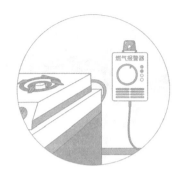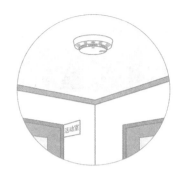

图 10-2-12 煤气报警器和烟雾报警器

6. 电器：不使用时，随手关闭小家电的电源，如烤箱、微波炉、电热水壶；安装自动断电装置。

七、室外环境

（一）居家

对于居家失智老人来说，如果有小花园或健身房，应有意识地陪伴失智老人多在室外活动，以提供来自自然界的各种感官刺激，并减轻无聊感。

（二）机构

对于照护机构来说，建议设计各类供失智老人活动的室外空间，如康复花园，通过绿植、花草、景观等提供感官刺激（图 10-2-13）。

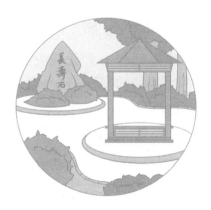

图 10-2-13 康复花园

（王志稳）

Note

第十一章 失智老人权益保护

本章大纲

第一节　失智老人权益

第二节　失智老人照护中的虐待问题

第三节　失智老人照护员的权益保护

学习目标

1. 了解适用于失智老人有关权益保护的法律知识
2. 了解失智老人照护中可能存在的虐待相关问题及法律知识
3. 了解失智老人照护员的自我照顾和安全防护

第一节 失智老人权益

一、失智老人的权益保障

失智老人由于疾病使得其行为责任能力不断减弱，甚至丧失。可能出现违背道德或者法律的情况。对于这些状况，我们需要充分了解，以维护老人正常权益。

（一）在权益保护中"失智"老人的定义及特殊性

作为失智老人照护员，不但需要正确理解和掌握有关失智老人照护中的理论和技能，更需要正确理解失智症本身症状对失智老人自身权益的影响。在失智老人照护中，照护员对失智老人身份和价值的定义直接关系到照护行为及态度，从而关系到被照护者的权益保护问题。

Note

失智老人在年龄上受老年人权益保障法保护，患有失智症的老年人同样享有国家保障老年人依法享有的权益。从疾病的角度，失智症属于脑器质性精神障碍疾病，它是由于慢性或进行性大脑结构的器质性损害引起的高级大脑功能障碍的一组症候群，并且现阶段失智症具有不可逆性。65岁以上老年人是失智症主要患病人群，症状主要表现为认知功能损坏、日常生活能力下降、精神行为异常。所以，失智症老人同样适用于我国《精神卫生法》和《民法总则》中有关维护精神障碍患者的权益保障内容。

（二）失智老人的权益在现有法律中的相关体现及解释

1. 人格尊严

《民法总则》第一百一十条规定，"自然人享有生命权、身体权、健康权、姓名权、肖像权、荣誉权、隐私权、婚姻自主权等权利。"具体是：

（1）生命权是指以自然人的生命安全利益为内容的权利。

（2）身体权是指自然人保持其身体组织完整并支配其肢体、器官和其他身体组织的权利。

（3）健康权是指自然人维护其机体生理技能正常运作和功能完善发挥的权利。

（4）肖像权是指自然人对在自己的肖像上体现的精神利益和物质利益所享有的权利。未经本人同意，不得以营利为目的使用公民的肖像。

（5）名誉权是指自然人就其自身属性和价值所获得的社会评价，所享有的保有和维护的权利。

（6）隐私权是指自然人享有的私人生活安宁与私人生活信息依法受到保护，不受他人骚扰、知悉、使用、披露和公开的权利。其中，以上条款是关于民事主体人格权的规定；在老年人权益保障法第七十七条也有明确规定，"禁止利用侮辱、诽谤方式损害老年人的人格尊严"。

人格尊严是公民的一项宪法权利。我国宪法明确规定："中华人民共和国公民的人格尊严不受侵犯。禁止用任何方法对公民进行侮辱、诽谤和诬告陷害。"侮辱老年人是指故意以暴力、胁迫、语言、

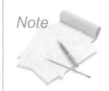

Note

文字等方式贬低老年人人格。例如：

（1）暴力侮辱是指对受害老年人实施暴力或者威胁，使得老年人的人格、名誉受到损坏。例如：强行剥光老年人的衣服，强迫老年人吃污秽物等。

（2）语言或者动作侮辱，也就是用口头语言对老年人进行嘲笑、辱骂，或者是行为人做出一定的动作姿态使老年人受辱。

（3）书面、文字、图画、信息、网络侮辱，主要表现形式为以书面语言的形式辱骂、嘲笑老年人，使老年人的人格尊严受到损害。

失智老人因疾病缘故认知功能逐渐丧失，对于自我尊严保护能力也逐渐消失，失智老人照护员需要站在失智老人的角度维护其人格尊严。

2. 人身权

人身自由权也属于人格权的范畴。我国宪法第三十七条规定："中华人民共和国公民的人身自由不受侵犯。任何公民，非经人民检察院批准或者决定或者人民法院决定，并由公安机关执行，不受逮捕。禁止非法拘禁和以其他方法非法剥夺或者限制公民的人身自由，禁止非法搜查公民的身体。"在失智照护中，在疾病安全的角度防治失智老人走失，对于照护失智老人场所或机构常设有失智专区，也就是在特定范围内给予失智老人安全的活动范围，当失智老人试图离开安全活动区域时，为防止暴力阻止对于失智老人的身体伤害，应在硬件设施或软件服务中使用特定技巧避免失智老人离开安全区域而导致走失。

民法总则第二十一条规定："不能辨认自己行为的成年人为无民事行为能力人，由其法定代理人代理实施民事法律行为。""不能辨认自己行为"的定义有两类，一类为不能辨认自己行为的成年人，另一类为不能完全辨认自己行为的成年人。《最高人民法院关于贯彻执行〈中华人民共和国民法通则〉若干问题的意见（试行）》第5条中指出"精神病人（包括失智老人）如果没有判断能力和自我保护能力，不知其行为后果的，可以认定为不能辨认自己行为的人；对于比较复杂的事物或者比较重大的行为缺乏判断能力和自我保护能力，并且不能预见其行为后果的，可以认定为不能完全辨认自己行为的人"。失智症老人因疾病的缘故会逐渐失去判断能力、

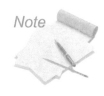

Note

自我保护能力和不能预见其行为后果的能力，依法设定的监护人有权保护其人身、财产及其他合法权益；并且失智症老人从事与其辨认识别能力不符合的民事法律行为会依法被撤销或者认定为无效。

3. 保护失智老人权益的实际应用

在失智照护中，失智照顾机构及失智老人照护员因围绕失智老人生命安全、生命维持为内容的权利作为服务提供的底线，在硬件环境及软件服务中保护失智老人的生命权、健康权，维护失智老人身体（包括头颈、躯干、四肢、器官以及毛发指甲等）不受侵害。人格尊严具有主观性和客观性，失智照护员在判断一个人的人格尊严是否受到侵害时，不能仅考虑失智老人的主观感受，更要从各角度考虑其在通常社会范围内所享有的作为"人"的最基本尊重是否被贬损。照顾失智老人不仅仅是照顾失智症这个病症，除了疾病这个因素，照护员不难发现失智老人在日常生活中所表现出的人格特性、生活经历、文化背景和极富有个性化的价值观，所以首先要尊重失智老人作为一个独特有着丰富情感及人生阅历的人；其次，正确地看待失智症这个疾病并了解疾病的原理和症状；再次是正确看待这个受疾病困扰的生命，而非生命个体本身。从这三个层次去看待失智老人的时候，照护员既能保护失智老人权益也能保护自己。

二、失智症相关的犯罪与处理

失智老人由于其行为能力责任的减弱及丧失，一些时候可能会出现违反道德，甚至触犯法律的行为。这些违法或犯罪的行为往往与其认知功能损伤的程度有关系。轻度认知功能障碍的老人，可能因为他的判断能力低下而发生职务犯罪行为，例如：渎职、偷窃、贪污或挪用公款等，有些还因为无法抑制其突如其来的性冲动，用一些愚蠢的方式对儿童、妇女实施性侵犯，构成强奸行为。失智症功能损害比较严重的老人则可能因为错误的判断，或者是情绪的异常而出现攻击他人的行为，导致他人受到伤害，等等。

对失智老人以上违法犯罪行为，我们应及时地提醒司法部门在对老人进行处置时，应充分考虑老人的行为责任能力，通过司法和精神病学的方法对老人实施违法犯罪行为的辨认及控制能力进行鉴

Note

定，并在此基础上判罪量刑，同时追究其监护人的责任。司法鉴定需要及时地实施，并尽可能在最短的时间内完成，以免失智老人的病情进一步恶化，从而影响鉴定的准确性。

在法律纠纷中，失智老人的身份与行为能力是需要得到很好的裁定，他们维护其自身权益的能力或民事、刑事责任能力已经受到削弱，因此，失智老人不具备自我辩解、自我举证等法律责任人的能力，这些能力应由其监护人代为执行。因此，我们在怀疑老人有失智症的时候，应通过司法鉴定明确老人失智症的诊断并根据其具体情况，按照司法程序委托或指定相应的监护人、律师代为应诉。

第二节 失智老人照护中的虐待问题

在法律层面了解和认识有关于虐待问题的相关法律知识，在社会与照护实践层面认识约束和虐待问题的相关背景定义及现阶段有效而实际的预防措施，从而达到减少或杜绝有关约束及虐待的相关行为。

一、关于"虐待"在法律中的定义及解释应用

在 2002 年联合国理事会所颁布的文件中提及有关虐待的定义是："在任何本应得到信任的关系中发生的致使老年人处境困难或受到伤害的各种行为，或置之不理的态度迫使老年人受到处境困难或伤害的行为。"此文中还提出虐待行为通常的 5 种表现形式（图 11-2-1）。

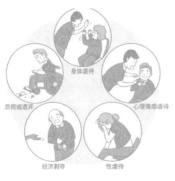

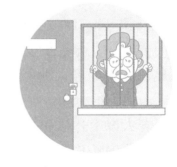

图 11-2-1 虐待表现形式　　　图 11-2-2 老人被锁在房间里

Note

（一）身体虐待，是指反复的单一或持续性的某一类行为加害身体健康、不适当的限制或禁闭致使老年人痛苦不堪。

（二）精神和心理虐待及持续性的口头侵犯，是指对老年人的贬低和伤害致使老年人迷失个性、尊严及实现自我价值的语言和交往。这类虐待行为可归纳为：对老年人隐私及个人物品的不尊重，在可以的情况下不予满足老年人对健康和社会方面的基本需求等。

（三）物质经济的虐待剥削，是指老年人财产受到侵吞和非自愿或不适当的适用。

（四）疏于照顾，是指不能满足老年人对下列行为的需要：

1.安全卫生的日常生活用品、实务、住处及医疗保健和个人卫生环境的需要；

2.与外界交往的需要（图 11-2-2 ）；

3.老年人对必要的监护，防止自身受到身体上的伤害的需要。

（五）另外，性虐待（实施性侵犯或者使得高龄人实施性行为）也逐渐被大家所认知，成为老年人虐待中的一个种类。

二、在照护领域中的虐待定义和相关背景及关系

（一）在照护领域中的"虐待"定义

在电视里，常有新闻报道发生在养老机构内的虐待事件，这往往让人们误解对老人的虐待只有养老机构中才会发生。实际上，在家庭生活中老人虐待也同样存在，只是很多时候，由于家庭的私密性很强，开放度较低，不少虐待现象不被外界所知，所以很难让人认识到什么是家庭内虐待。而对于失智症老人来说，即使受到虐待，他们也无法表达和求助，很多时候容易出现比较悲惨的结局。在照护领域中，老年人虐待主要定义为"老人在身体上、心理上、性方面、经济上、护理服务方面受到了危害和损失"。虐待主要表现包括"身体虐待""放任及放弃照护或照顾""心理虐待""性虐待""经济虐待"等几个方面。主要表现为：

1. 身体虐待： 使得老人受伤或者有受伤的可能性例如：打、掐、踢老年人；硬塞给老人吃东西；烫伤、撞伤；捆绑在床上、轮椅上；刻意加大药物的服用、身体约束、行为的抑制等。

Note

2. 放弃照料

（1）不提供足够的食物使得老人虚弱或者不理睬等，养老机构对老人照料等工作严重的失职；

（2）不给老人洗澡，不给老人剪头发，室内的生活环境非常肮脏、无理由地限制老年人接受医疗服务等也是放弃照料的行为。

3. 心理虐待：

对老年人辱骂或者强烈的拒绝行为等，为老人的心理上带来伤害。其中，嘲笑老人的排泄失禁，跟其他人提及这些事情，让老人难堪；说老人的坏话，把老年人当幼儿一样对待，故意无视老年人，不跟他们说话等都是很严重的心理虐待。

4. 性虐待：

对老年人实施性侵犯，或者使得老人去实施性行为。例如：裸露老年人，作为他们尿失禁的惩罚，要求他们的亲吻，故意接触他们的性器官，强奸，等等。

5. 经济虐待：

养老机构不正当地处理老人的财产，或者从中谋取私利。例如：不给他们钱花，随意处理他们的财产并侵占等。

（二）虐待发生的相关背景及关系

防止虐待的发生迫在眉睫，我们需了解机构内问题发生时的客观情况，分析虐待发生的背景。

首先，我们不能将某个虐待现象作为一种突发性行为看待，必须从"照护质量"的角度去考虑。我们认为，机构发生虐待行为大多是发生在提供不恰当照护活动的延长线上。其实，没有保证照护质量本身就是一种虐待行为。没有按照规定实施照护，或者实施了违反照护规定标准的行为，都隐藏着虐待的因素。我们不能把这些状况单纯看成"不恰当照护"行为。如果视而不见就会助长这些行为的恶化，不知不觉中就会转变为虐待。由此，我们可以在机构内开展预防老年人虐待的相关工作。检查照护工作质量，确保照护质量，并提高照护质量。消除虐待问题的方法是重新看待现有的基础照护方式和照护质量。特别是针对失智老人，我们要充分重视照护的质量。即使失智老人有反复困扰的问题，反抗我们的照护等情况，我们也不能用严厉的口气去命令他们，限制他们，或者强行实施我们的照护工作。很多时候，我们会把这些行为看成是"不得已的照

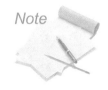

Note

护行为"，并认为是"没有办法才这么做"，这样，这些行为慢慢地就变成了理所当然。当这些应对不奏效时，就会逐步升级，出现更强硬的做法。如果在开始的时候，我们就能正视问题的存在，意识到这些状况持续下去就很容易演变成虐待，我们就会正视这些问题，检讨我们的照护方法。如果能良好地改善这些状况的话，是能够有效地预防虐待发生的。在失智症专业机构里，确保照护人员拥有正确的理念、知识和技术，是防患于未然的一个最佳办法。

其次，既然预防虐待与照护质量有着密切的关系，那么照护质量需要如何保证呢？如果把它当作只要每个员工自己努力和钻研的问题，是无法保证照护质量的。当我们发现现场人员出现照护劣质问题时，我们不仅要针对具体人进行考量，更重要的是，我们必须检讨一下在机构内部是否进行了充分的失智照护相关的教育、培训、研讨等工作。我们是否建立了预防虐待的机制，信息是否实现了整体共享。对于照护方式，我们是否进行了充分的讨论，团队认识是否得到统一，有没有配置好合适的人员及数量，上下级是否有良好的沟通和支撑机制。我们是否充分尊重了老年人的意愿和精神健康，是不是总以效率和规则在评判工作的质量，等等。在考量"照护质量"这个问题上，我们需要重视的还有"职场质量"。

（三）虐待及其他不恰当照护的相关问题

在出现不恰当照护及虐待问题的职场中所存在的问题是多方面的，需要我们全方位地看待与改善。主要存在的问题有：

1. 照护质量问题

（1）失智症照护方法问题：对 BPSD 的误解，不理解患者的症状本质，对周边症状总是采取临时的处理方式；

（2）评估与个性化服务的问题：没有把握好患者的身心状态，评估与照护计划脱钩，内容没有联动等。

2. 照护治疗的教育问题：学习失智症相关的研修机会不足，评估与活用方法的教育不足。

3. 伦理观的模糊

（1）非以人为本的思想：随便地实施身体约束，进行统一照护、

Note

流水作业；

　　（2）全体意识的问题：职业伦理的淡薄、没有共享照护理念；

　　（3）身体约束及虐待相关的知识不足。

　　4. **不了解身体拘束的具体含义**：不知道什么样的行为是身体拘束，也不知道该用什么样的技术和方法可以代替身体约束。

　　5. **工作负担、精神压力以及职场氛围的问题**

　　（1）工作负担过大的原因：人手不足、业务过于繁杂、过劳问题；

　　（2）精神压力的问题：体力负担过重带来的精神压力，复杂的职场人际关系；

　　（3）职场氛围的问题：视而不见、轻易实施身体拘束；不及时与家属沟通，没有形成向领导请示、汇报的习惯。

　　6. **机构组织运营的问题**

　　（1）理念共享的问题：没有照护理念或机构整体的方针；没有具体实现理念共享的方法和措施；

　　（2）组织结构的问题：没有明确分工与责任；没有必要的组织体系，或者体系被架空；

　　（3）运营姿态的问题：对信息共享持消极态度；

　　（4）团队运作的问题。

　　7. **职责与工作范围的问题**：领导职责的不明确；照护单元的模糊，太过于大规模。

　　8. **员工配合的问题**：没有共享信息的机制、没有决定机制；各职种配合不良，容易挖人。雇佣条件的差别以及职场质量等并不单单指每一位员工的工作状态与所处状态，也包括团队质量。在很多因素的相互作用之下才会在具体的照护场面中表现出有问题的照护服务。

三、虐待行为的干预和预防

（一）虐待行为的干预

　　当虐待行为被机构管理者或同事发现时，有必要向上一级管理者报告，进行更进一步的调查确认、分析，从而采取相应的应对措施，及时进行处理。但是，机构管理者不能轻易地以有虐待行为作为解雇的理由。发生严重虐待行为时，还需要向相关部门进行报告，

Note

报告时需要注意保守秘密的义务。当家属发现虐待现象时，也可向相关行政监管部门进行报告，必要的时候，机构将接受相关部门的调查和确认。确认问题后，机构需要提出整改计划并落实到位。

（二）虐待行为的预防

为了防止照护人员的老年人虐待问题，机构上下必须要有组织、有计划地采取各种措施。尽量做到早期发现、早期应对，积极采取各种预防措施。通过防患于未然的活动，最大限度地减少老年人虐待行为的发生。主要采取的措施包括：

1.对机构照护员及全体人员开展预防老年人虐待的研修教育。

2.对照护人员进行定期的职业技能培训，专门针对老年人虐待问题展开学习讨论。在讨论过程中发掘照护员心中的各种疑虑和困惑，以大家一起面对的方式，给予每个人以心理的支撑。

3.完善失智老人、家属投诉制度。

4.在设施内部开展各种防止虐待的宣传活动。

5.开展人才培训

（1）实施各种研修，这也是一种广义的人才培养

"职场质量的保证"能够带动"照护质量的保证"。老年人虐待预防应对职责应该在机构实施多方位的措施。特别是要实施各种研修。

（2）此外，还需要针对机构从业人员进行精神压力管理

人才培训的原则是要通过培训教育，使得照护人员拥有足够的知识和技术，并有一个正确的工作姿态，通过提供优质的照护服务来防止虐待的发生。在推行人才培育的过程中，职业伦理感不断加强，团队建设也得到充实，恶劣的职场环境自然就难以形成。这种努力如果在持续地进行，就表明这是一个能健康运作的组织体系。当团队或个体的能力不断增强，大家也充满工作热情。在工作的过程中如果精神压力过大，并无法解决，照护员是无法提供高质量的照护服务的。精神压力的反作用出现时，有些人会将这些反作用反射到老人身上，特别是失智老人照护中，尤其是当失智照护人员有辱骂、暴力的行为，强烈拒绝或反抗照护服务时，很容易诱发虐打的出现。同时，与上司、同事之间人际关系也会带来一定的精神压力。在具体的照护场景中，人际关系的平衡、调节与虐待之间存在一定

Note

的关联。管理者需要充分注意到人际关系方面的各种问题。同时针对精神压力处理和对待的情况，展开充分的教育和培训，从机构管理层面采取管理措施。

综上，不仅仅要针对正在受到虐待的老人采取保护措施，也要对"也许"受到虐待，"今后有可能"受到虐待的老人有早期发现、早期应对的机制，要尽量及时发现虐待的可能性，将虐待处理在萌芽之中，实现保护老年人权益和尊严的目的。特别是针对失智症患者，因为他们无法表达自己的感受或困境，所以需要完善照护现场的观察与察觉机制。

第三节 失智老人照护员的权益保护

失智老人照护是一项长期而又艰巨的工作，有调查表明，失智照护所需要实施的照护时间是一般照护的 1.95~2.57 倍。而且，照护过程中，失智老人会出现各种状况与现象，与他们之间的人际关系以及沟通、互动是一个较难以常规状态去处理的，甚至一些时候还要受到言语、肢体上的侵犯。而很多时候，这些侵犯也是失智老人的一种意识表达，当我们不能很好理解和面对的时候，很容易产生焦虑、急躁、不知所措等心理状态。因此，失智老人照护人员比一般照护及失能照护者要承受更大的压力。学习失智照护中压力的来源及对策和有关在失智照护中的权益问题，从而有效科学地在工作中远离职业伤害。

一、失智老人照护员的压力
（一）身体上的压力

人们常常会认为老年人照护工作只是排泄、吃饭、洗澡、翻身等工作，是以中年妇女为主要劳动力的职场。其实，搬运老人的工作比我们想象得更多，要照料比我们体格更大的老年人，其实是一个力气活儿。主要的一些肉体上的压力为：腰痛、头疼、肩膀痛等。在照护现场，很多照护人员常常会感到腰痛。长期的肉体疲劳，加上不正确的照护移动方式，慢慢地就会出现腰痛，而且不断地恶化。

照护员经常需要移动老人，每天不断地重复着起床、坐轮椅、

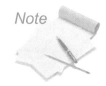

Note

上厕所、洗澡等工作，特别是当失智老人的身体无法配合我们实施照护时，我们很难用正确的照护移动技术去实施搬运，很多时候，都是用我们自身的力量去硬搬老人，这对腰部产生了很大的负担。此外，照护人员都是抱着"决不能让老人摔跤"的念头在对老人实施照料，所以，这个精神压力也是很大的。

另一方面，不规律的工作时间使得我们的身体不能得到很好的休息，容易引起疲劳的积蓄。照护现场的工作是 24 小时全天的工作，一般机构都采用二班倒或三班倒的倒班制度。

有的机构还有"待班"制度，虽然进入休息时间，依然需要随时接听电话，准备出班。

（二）精神压力

照护现场感到压力的另一个部分是精神上的压力。从实际现场工作的照护人员的经验来看，失智照护员承受的精神压力要远远大于其他照料者。

失智老人的行为问题（BPSD）对照护工作带来极大负担，特别是失智老人表现出来的非合作性的态度及暴力性的行为等，对照护人员带来很大的心理压力，很多时候还会引起与老人之间关系的恶化。由于失智症疾病的特征，与老人的沟通与交流常常是很有挑战性的工作，很多时候不能很顺畅地进行，也为照护人员带来很大的压力。

遭遇"抗拒照护"是失智老人照料中常见的现象，这种状态下，照护人员心理上的压力非常之大，甚至很容易影响到之后的照护工作质量。当抗拒照护行为发生时，照护人员常常会有"郁闷""不安""愤怒""紧张""混乱""无力感"等心理状态的产生，很容易出现"自责""罪恶感""自我否定"等心理反应。有时候，这些心理反应会将出口的矛头指向失智老人，或者指向照护者本身，这都是一些非常影响照护质量的因素。

（三）工作环境本身带来的压力

目前照护一线一个很重要的问题是，常年处于人手缺乏的状况。此外由于经营管理等原因，很难配有足够的照护人员，所以，一线人员一直处于被工作追赶的疲惫状态。加班、照护技术的过度期待、

Note

责任的强加等也常常发生，由此给照护人员带来的心理压力很大。

另一方面，老年人照护过程中存在着各种风险，当没有充足的教育与培训时，事故发生的可能性很大，随时要保障老年人安全的职责也使得照护人员倍感压力。

在现代社会里，我们接触到家族内长辈的机会较少，面对老年人死亡过程的机会也比较少。老年人的病情慢慢恶化，衰老不断加深，连吃饭、喝水也都逐渐困难起来，面对这个历程，很多照护人员一开始比较害怕，精神上的压力很大。之后，即使经历了很多，还是有不少照护人员有很大的无力感和虚脱感，精神上的压力依然很大。这个照护过程跟其他照护工作有所区别，照护人员需要意识到"死亡"这个结果，进行专业的照料。并对其自身慢慢地正确接受"死亡"结果做出努力。

（四）人际关系压力

有人工作的地方就一定存在人际关系，而失智老人照护工作的一个特点是，在照护者与被照护者之间，利用人际关系的建立去实施照护工作。因此，对于照护人员来说，人际关系的压力有两个部分，一个是"照护方内部之间的人际关系"，另一个是"照护者与被照护者"之间的人际关系。

照护一线的工作人员大多数是女性，而且中年女性比较多，各自的经历不太相同，性格也不大相同，有时候还会有小的帮派，容易产生矛盾。此外，由于人员不足，任何一位照护人员的休息或缺勤都会给其他照护人员带来很大的负担，由此产生的人际关系的矛盾也是很常见的。

失智老人照护工作中，每天都会有不少沟通不顺畅的时候，若按照失智老人的节奏去完成我们所规定的工作，常常会缺少沟通的时间，故而有时候是抗拒照护，有时候还会有暴力倾向的言语或行动。对于这种状态下的老人，我们依然要求照护人员要温和，微笑着接触与面对。

不管是照护人员之间，还是照护人员与老人之间，我们都要求大家要面带笑容去展开服务，照护人员的情感是不能够表露出来的，这使得很多照护人员将自己的情绪压制在内心深处，长期以往就将造成很大的精神压力。

Note

（五）社会压力

当下照护工作作为一个职业并没有得到广泛的尊重与认可，社会地位相对不高。大家都认为是伺候人的工作，而且很脏、很累。另一方面，繁重、复杂的工作内容也没有很好地反映到收入上面，常常让照护人员感受到社会性的生活压力。而各职种在养老机构工作的收入普遍低于在其原有职场的收入，这也是影响养老服务发展的一个因素。

二、失智照护的压力应对

失智照护者的压力不仅仅涉及其自身的身体健康，很大程度上也对照护质量产生了很大的影响。这些压力并不完全都是一些不好的事情，通过这些压力，我们可以了解到我们自身对工作的状态正在进行对应及反应，提醒我们需要对现状进行改变，需要及时地采取对应措施以改善现状，不然，就会影响到我们个人自身的健康，还会对机构运营带来很大风险及阻碍。没有压力的职场是不存在的，对于这些压力，我们需要从两个层面采取相应措施，以保证照护人员能够良好地应对压力，顺利地展开照护服务。

（一）机构层面的对策

照护人员的各种压力对于养老机构来说，是一种很大的风险与隐患，我们需要多方面地采取措施，对照护人员减缓压力进行帮助与协作，从机构层面进行各种干预，主要内容包括：

表 11-3-1 机构层面的对策

1. 加强照护人员实践能力提高的教育，定期进行研修
2. 实施提高职业道德的研修
3. 对养老机构的经营理念及照护的方针进行反复的说明
4. 完善预防事故以及意外的应对体制
5. 对于出现的问题，让大家一起参与讨论和面对
6. 对照护人员的能力进行评估，并将评估结果反映到教育与指导内容里
7. 有意图地实施提高能力的工作安排
8. 将照护人员的能力与工资挂钩

Note

续表

| 9. 实施预防照护事故、预防职业伤害等相关内容的讲座 |
| 10. 引进专业的福利设备与设施，以减轻照护人员的生理、心理负担 |
| 11. 制定指导者制度 |
| 12. 设定与上司面谈的机会，充分听取每位照护者的心声 |
| 13. 听取照护人员对工作时间的期望 |
| 14. 录用时，对工资、工作时间进行充分的说明 |
| 15. 定期实施健康检查 |

（二）个人层面的对策

失智老人照护工作是一个比较容易感受到压力的工作。如何处理压力是我们需要面对的一个问题。保证心理健康的生活习惯，包括保证睡眠时间。睡眠不足会增强疲劳感，带来情绪不安，降低人的判断力。减少压力是需要周围的帮助和环境整理的。最重要的是我们自身要提高应对压力的能力，这包括：

表 11-3-2 个人层面的对策

| 1. 对压力这个概念有正确的认识 |
| 2. 正确、准确地把握自身压力状态，找到适合自己的减压方式，并实施 |
| 3. 对于事物乐观而又现实地看待 |
| 4. 拥有表达自我的手段 |
| 5. 在职场内找到一个可以倾诉的人 |
| 6. 转换心情，发散压力 |
| 7. 有效地使用闲余的时间 |
| 8. 养成合理平衡的健康生活习惯等 |

压力如果一直搁置的话，会引起各种身体症状和神经症状以及精神症状（忧郁等），如果心情长期处于低迷状态的话，还是有必要寻求心理医生的帮助。

Note

三、失智老人照护员的权益

随着整个社会高龄化的发展，失智老人的数量将会越来越多，专业失智老人照护人员的需求越来越大，更多的人将从事相关工作。失智照护人员将严格遵循相关职业伦理及职业素养的要求，提供专业性的服务。同时，我们还需要对失智照护人员自身的合法权利及权益给予保障，加强法制观念，以确保照护工作的安全与尊严。

（一）照护人员有权要求合理的工作时间安排以保障自身的健康及私人生活

由于照护一线一直处于人员缺乏的状态，很多时候照护人员被迫从事长时间的持续劳动工作，这将严重损害照护人员的身体健康，并影响到其正常的私人生活。

（二）照护人员有权拒绝老人及家属的不合理要求

由于对失智症的普及教育还不足够充分，有些时候，家属会认为老人的需求需要无限的满足。这时，我们需要从专业角度对状况给予充分的解释与说明。对于我们无法提供的服务予以拒绝，以保障照护工作能够正常地进行。

（三）照护人员有权获得老人及家属的尊重与理解

失智照护工作是一项艰巨的工作，需要极大的耐心与耐力，同时还需要有专业的技术与知识。我们有权利获得人们的尊重与理解，以保障持续性的实施照护工作。

（四）照护人员有权获得教育、培训的机会，并有权要求获得支持

失智照护的技术不断在开发与研究，为了更好地为老人提供服务，保障他们的生活质量，照护人员有权要求获得教育与培训的机会，以提高自身的职业能力。同时，在感受到能力不足时，我们也有权对外界提出支持的要求，与相关人员共同为失智老人的生活提供安全、确切的保障。

（姚慧、张小欧）

Note

第十二章　个案研究

　　本章选取两个案例详尽阐述如何采用 DICE 模式（图 12-1）制订与实施失智老人个体化照护方案。其中，案例一选自长期住院患者，由医务人员带领的多学科团队提供照护；案例二选自在社区生活的老人，主要由社工团队提供照护辅导。通过两个案例的深度分析，照护团队清晰地展示了描述个案基本情况、评估老人、照护者、环境等多种因素、分析主要问题、明晰照护重点、制订照护方案、规范实施照护策略以及持续评价照护效果的动态过程，有助于读者了解如何从生物－心理－社会模式来理解失智老人的行为问题，并在资源有限的情况下，为老人提供力所能及的照护支持。

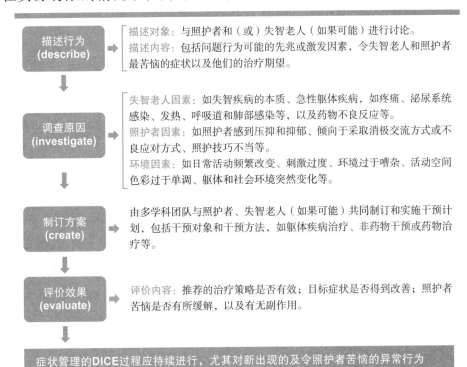

图 12-1 DICE 模式制定与实施

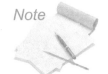

Note

个案一

一、案例介绍

失智老人刘某某，女，59 岁，离异，自由职业者。老人在 2009 年前因为跨国网恋被骗子诈骗巨额钱财，一贫如洗，精神上经受巨大打击，从此闷闷不乐。有时在家哭闹，说要卖房子和卖车，并四处借钱，去银行贷款，然后再寄钱给骗他的人；逐渐出现妄想症状，说要和那个外国人结婚，性格固执，不听家人劝阻；举止行为不得体，和陌生人自来熟，喜怒无常，夜间睡眠差，搅得家里鸡犬不宁。家人发现她的记忆力明显逐渐下降，吃过饭了一会儿又要吃饭，叫不出熟人的名字，记不清自己生日和家里的电话号码，自己的住址等。

于 2014 年就诊于某精神病医院，诊断为"妄想型精神分裂症"，给予阿立哌唑、苯海索、草酸艾司西酞普兰药物治疗，效果一般。

2016 年春天开始经常从家里跑到外面，去售楼处买房子，去银行取款 (说自己有几千万)，情绪激动，扔东西，发脾气，说房间里有人，害怕独处，骂人，哭闹，生活自理能力下降。在医院经过脑 PET 检测确定诊断为"阿尔茨海默病、器质性精神障碍"，简易智能量表 (MMSE) 评分只有 5 分，并给予"盐酸多奈哌齐、喹硫平"治疗，效果一般，最后收入养老机构治疗。

二、评估（智力、日常生活、精神行为）

1. 老人的智力评估采用简易智能量表 (MMSE)，失分项为时间地点定向力、注意力及计算力、延迟回忆、语言能力及绘图。得分为 5 分，属于重度痴呆。

2. 日常生活能力评估采用基本日常生活能力评定量表 (Barthel 指数测定)，失分项为小便控制、个人卫生、如厕、吃饭，评分为 70 分，属于中度功能缺陷。

3. 老人的精神行为异常采用神经精神科问卷 (NPI) 评估，其中激越 / 攻击性、焦虑障碍、脱抑制、易激惹 / 情绪不稳、睡眠 / 夜间行为分项有异常，得分为 45 分。

Note

三、问题分析

老人失智发病较早，有突出的精神行为症状、记忆力减退及语言障碍等认知问题，日常生活部分不能自理，属于比较难以照护的患者。主要的问题有如下几点：

1. 精神行为症状问题：老人有明显的妄想、情绪障碍，脾气大，有时候有攻击行为，照护人员让她吃饭、服药、洗澡有时不太配合，有时有攻击行为如骂人、咬、抓、踢等。机构根据其情况带患者去医院开具了抗精神病药物，加强照护安全管理。

2. 安全问题：需要对失智老人及照护员加大安全防范措施，如防跌倒、避免镇静药服用过量、地板湿滑、房间内障碍物过多，房间灯光昏暗等外部因素；同时避免房间内有锐器、绳索等；防坠床、坠楼等；老人曾经有精神创伤，有焦虑抑郁症状，要注意自杀、伤人等意外发生。

3. 认知障碍问题：老人记忆力减退及语言障碍等认知减退明显，在照护管理过程中要让患者定期服药，配合以丰富多彩的文娱活动和认知训练。

4. 日常生活问题：老人因为失智导致日常生活能力下降，但仍然有部分自理能力，日常生活要让其尽量自己多动手，不能依赖他人，这样既能建立自信，也能在日常生活能力中锻炼认知功能。

5. 社会支持问题：老人系离婚后经受情感欺骗打击，有一个儿子在国外，其主要监护人母亲90多岁，其社会支持系统较弱。要注重老人的情感安抚工作，做好其家庭社会支持工作。

四、主要照护重点

老人比较显著的问题是精神行为异常，如四处游走、激惹、言语攻击及哭闹、脱抑制等；她的日常生活能力明显下降，但常常不能配合护理人员的照料工作；其生活中发生各种意外的风险也增高，要注意跌倒、自伤、伤人、自杀等意外的发生；老人情感心理有重创，需要情感抚慰。综上所述，老人的照料工作难度较大，要在药物治疗的基础上，全方位地进行照护管理。

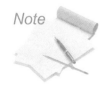
Note

五、干预方案制订

1. 监督老人定期服药治疗。

2. 医护人员及照护员对她进行心理安抚和情感支持。

3. 一对一照护人员全程陪护，防止走失、自伤等意外发生。

4. 根据其兴趣爱好，制订认知训练和音乐治疗等非药物治疗方案。

5. 居住环境的持续改进，包含防跌倒、利于休息睡眠的环境。

6. 日常生活能力训练。

六、照护实施过程

1. 防止失智老人走失

老人一直吵着要回家，开始的几天经常拿着行李在封闭的大门口等待，如果有人开门经过她就想办法逃走，照护员对她寸步不离，虽然有几次老人走到院外，但经过劝阻她最后又回到她的房间。

2. 保障良好的室内及周边环境

给予老人一个安静舒适的居住环境十分重要。因为老人听到嘈杂的声音就会烦躁不安，对黑暗和吵闹声音容易产生幻觉妄想，故安排老人住在走廊尽头较为安静的一个房间。注意浴室防滑，防止发生跌倒。针对老人睡眠障碍和害怕夜间独处，每天晚饭后带她步行接近1小时，定时9点半洗漱后上床，照护员陪她在一个房间睡眠，设置夜灯，并遵医嘱服用艾司唑仑1片睡前口服。

3. 帮助老人按时服用治疗失智症的药物

老人依从性差，不愿意吃药，常常需要照护员做工作才能服药。不愿意吃片剂的药物，照护员就偷偷把药片研碎了藏在切好的水果下面，或者溶化在水里让她服下。

4. 认知促进和音乐治疗

老人系高级知识分子，年轻时爱好唱歌跳舞、喜欢上网聊天。医护人员针对她的爱好，组织大家一起唱歌跳舞、玩集体游戏等一些娱乐活动，老人十分乐于参加。因为老人经常吵闹要上网，就建议其家人将她的笔记本电脑带在身边；组织老人和其他老人一起学习太极拳操。老人刚入院时只能计算10以内的加减数字，照护员用

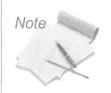

Note

拼板教她加减法算数，她每有一次进步照护员就会大加赞赏，极大提高了她的自信心。护士长安排她负责每天更换大厅内墙上的日历，以锻炼她定向力和执行能力。老人以前比较重视仪表美，其姐姐将她以前的漂亮衣服带到机构内，照护员隔几天就给她更换颜色鲜亮的服饰。

七、照护结局

经过6个月系统治疗和照料，虽然记忆力没有多大变化，但是精神状态有了较大改善，不再四处游走和吵着回家，情绪稳定，见了人能主动微笑打招呼，乐于帮助机构内其他的老人；不再妄想、发脾气及打骂人，能主动给其老母亲打电话问好。能计算50以内的加减数字；日常生活自理程度提高，不用照护员督促自己能服药和吃饭，喜欢穿漂亮衣服。学会了打简单的太极拳、唱歌和跳舞等娱乐活动能积极主动参加。半年后的量表测定MMSE为5分，日常生活能力测定90分，神经精神问卷（NPI）16分，生活自理能力和精神状态有了很大改善。

八、 讨论

本案例失智症起病较早，进展较快，有明显的精神症状，照护难度较大。经过在养老机构内系统照料和管理，给予促智、抗精神病药物、助眠药物等药物治疗，尤其配合以合理的照护和非药物治疗，老人一般情况有了不少改善。针对老人的性格及爱好，制定个性化的照护和非药物治疗措施，照护员的耐心和爱心在实施过程中十分重要。本案例中老人的照护员特别有耐心，每天都能坚持给患者算数等认知训练和日常生活能力训练，让老人感受到发自内心的关心和爱护，逐渐建立起信任和依赖的关系。虽然失智症是个不可治愈的疾病，但积极的照护和管理也能减缓疾病的进展，甚至在某些方面得到改善。

（案例提供：张守字）

Note

个案二

一、案例介绍

张某，女，90岁，阿尔茨海默病，年轻时从事会计工作。老伴去世前便有轻微失智迹象，老伴去世后儿女不在身边，一直一个人居住，很少与人接触，症状逐年加重。目前居住在家中，聘有照护员进行照顾，两个儿子经常轮流来看望。无家族病史，年轻时几乎不生病，也几乎不吃药，饮食稳定，不挑食。生活基本能自理，近期出现穿错衣服的情况，把衣服里外穿反。记忆力较差，对近期和刚刚发生的事情经常不记得，对于较早的往事记得部分。刚吃了饭，说照护员不让其吃饭，非要自己拿刀切菜做饭。看报纸时偶尔会想起过去开会的地方或场景，便开始说一些当时场景的话语。老人经常出现幻觉，感到有人在门外，说有小偷，要报案。情绪状态不稳定，时好时坏，状态好时能够与照护员正常聊天。状态差时有时会向照护员发脾气，甚至说脏话。有时还说一些莫名其妙的话，认为照护员骗她钱，比如，告诉社工她给了照护员钱买东西，但是照护员没有买回东西，也没有归还钱。这样情况下，照护员需要不停地进行解释并劝阻其暴躁行为，使得照护员身心疲惫。之前聘用的多名照护员由于忍受不了种种折腾都主动离开了，目前已经换过2~3个照护员。

二、评估

（一）认知能力评估：运用简易智能量表 MMSE 进行评估，评分 11 分，为中度。认知功能较弱，记忆力、导向能力等很弱。

（二）生活自理能力评估：运用 Barthel 指数进行基本生活自理能力（BADL）评估，中度功能障碍，洗澡、修饰、穿衣功能较弱，仍保持其他能力；工具性日常生活能力（IADL）评估结果显示，基本丧失独立生活能力。生活自理能力存在一定障碍，不能独立生活，需要专人照顾。

（三）行为问题评估：运用激越行为量表（CMAI）评估，评分

Note

54分，为轻度行为异常，主要行为问题是言语攻击、言语或问题重复、抱怨。失智老人情绪状态不稳定，经常有不安、烦躁等情绪，有语言攻击等行为。

（四）社交能力评估：较少外出，与人接触机会少，基本只与照护员和儿子有交流沟通。

三、分析问题

失智老人目前面临的照护问题主要包括以下几方面：生活自理能力下降，不能自己进行穿衣；短期记忆力衰退，不能记住刚完成的事情，如吃饭；有幻觉出现；最严重的是行为问题，情绪状态不稳定，有言语攻击行为，并怀疑照护员，出现暴躁行为。

四、确定照护要点

（一）促使老人接受药物治疗。

（二）尽可能维持老人的生活自理能力。

（三）处理日常情绪及行为问题。

五、制订照护计划与方案

将老人评估结果告知家属，并给予未来照护建议。与家属商量之后确定了照护计划与方案。

（一）转介到医院精神科门诊就诊，并进行服药管理。

（二）进行维持生活自理能力的训练。

（三）进行适当的认知训练。

（四）协助照护员处理日常情绪及行为问题。

（五）改善居住环境，排除环境干扰因素。

（六）促进社会交往机会。

六、实施照护方案

（一）将失智老人的情况告知家属，建议转介到专科医院就诊，并提供医院信息给家属进行选择。就诊后医生开具相关的药物，由照护员负责日常药物管理，保证失智老人定时服药。

Note

（二）照护员每天协助失智老人进行穿脱衣，让她完成尽可能多的穿衣步骤。另外，每天安排失智老人参与部分家务活动，如择菜、擦桌子等，以维持其自理能力。

（三）照护员每天带领失智老人进行认知训练，如利用失智老人会计工作经历请她协助计算购物/生活支出、卡片对对碰、拼图等活动；每周带领失智老人外出散步或购物3~4次。

（四）当失智老人情绪不稳定时，照护员以让其协助做家务或谈论过去事情等方式转移其注意力。

（五）照护员平时或子女探望时增加与失智老人的主动交流，有时通过翻阅老照片与老人一起回顾往事。照护员在带领失智老人外出时，也让失智老人能够与社区其他人打招呼、交谈等。

（六）在社会工作者的建议和帮助下，照护员将刀具等危险物品存放在有安全锁的柜子里，给桌子、矮柜的尖锐角安上了防撞角；将屋内原本杂乱堆放的物品收拾到整理箱内，减少屋内障碍物；将老人屋内的窗帘换为了遮光效果更好的，并将大门下方安上遮挡，避免外面的光影让老人产生幻觉。

七、结果分析与讨论

在药物干预和非药物干预的共同作用下，半年后，失智老人生活自理能力维持较好，能够自己独立行走、站立，可以在协助下完成穿衣、刷牙、吃饭等。精神状况得到明显改善，情绪不稳定的情况逐渐减少，行为问题出现频率减少。照护员也表示，老人不再像过去那样经常发脾气，自己的照顾压力减轻了很多，能够与老人更好地相处了。

本案例中，失智老人生活在自己家中，除了照护员，较难获得专业的日常照顾，且其家人一开始并没有意识到这是一种疾病需要诊治。因此，我们需要认识到，对于居家的失智老人，专业人员（如社会工作者、护士、医生等）的介入是十分必要和重要的。要有专业人员对老人的情况进行全面、科学的评估并制订后期干预方案，然后给家属和照护员相应的技术指导和支持。在干预过程中，一是要第一时间告知其家属老人的状况及居家潜在危险，让家属能够及

Note

时带老人到医院就诊，进行药物治疗。二是针对老人的具体问题，制订非药物干预方案后要让家属或照护员能够配合执行，这就需要家属或照护员意识到非药物干预对于维持老人功能状况或延缓功能衰退的重要性，另外也需要给予家属或照护员一定的技术辅导及心理支持。三是非药物干预所采用的方法并非一成不变的，可以根据老人当时的情绪状态、功能状况等进行内容和形式上的调整，且应该结合老人的过往工作或生活经验以及兴趣爱好。

这一案例也让我们发现，加大失智症社会宣传的重要性。人们往往将老人记忆力减退、性格改变等简单归因于人的自然衰老，这使得很多失智老人不能在患病早期便获得恰当的干预，导致病程发展较快。同时，对于这一疾病的不了解，使得照顾者往往不知如何理解和应对失智老人的种种行为问题，因此承受着巨大的照护压力。

（案例提供：李璐龄）

（案例审阅：王华丽）

Note

参考文献

[1] 张曙，陈雪萍. 失智老人的照护现状 [J]. 中国老年学杂志，2013，12(33): 6328-6329.

[2] 同春芬，王珊珊. 国外 DFC 实践及启示 [J]. 西北人口，2017，38(05): 96-103.

[3] 姜敏. 人文关怀理念在精神疾病护理中的应用 [J]. 科技创新导报，2015，15: 207.

[4] 王玉蓉，杨静. 老年痴呆症非药物治疗的研究现状 [J]. 现代医药卫生，2015，31(10): 1494-1497.

[5] 孙楚凡，杜娟. 老年痴呆症家庭照顾者的研究现状 [J]. 中国老年学杂志，2002(10).

[6] 刘明婷. 人文关怀在养老护理工作中应用研究进展 [J]. 中国老年学杂志，2015，21(35): 6315-6317.

[7] 吴彦. 用科学的方法照护痴呆患者 [J]. 食品与健康，2015，11: 36-37.

[8] 樊惠颖，李铮. 怀旧疗法在老年痴呆患者中的应用发展 [J]. 中华护理杂志，2014，49(6): 716-719.

[9] 胡慧秀，王志稳. 痴呆老人照顾模式及照料资源的现状 [J]. 中华护理杂志，2013，48(12): 1136-1137.

[10] 于宗河. 护理要从以疾病为中心转向以病人为中心 [J]. 中国医药管理杂志，1997，13(5): 263-265.

[11] Kitwood T. Dementia reconsidered: the person comes first[M]. Buckingharm: Open University Press,1997:135-139.

[12] 葛高琪，王晶晶，齐冲，等. 多感官刺激疗法在国外老年痴呆患者中的应用发展 [J]. 中国老年学杂志，2015，8: 2069-2072.

[13] 一般社団　日本認知症ケア学会 編認知症ケア標準テキスト　改訂3版　認知症ケアの実際Ⅰ：総論　株式会社 ワールドプランニン　2013.

Note

[14] 一般社団　日本認知症ケア学会　編　認知症ケア標準テキスト　改訂 4 版　認知症ケアの実際Ⅱ：各論　株式会社　ワールドプランニング 2013.

[15] 一般社団　日本認知症ケア学会　編　認知症ケア標準テキスト　改訂 3 版　認知症ケアの基礎　株式会社　ワールドプランニング 2013.

[16] 一般社団法人　日本認知症コミニュケーシュン協議会　発行　認知症ライフパートナ基礎検定　公式テキスト　第 2 版　中央法規　制作・発売 2013.

[17] 編集：服部　英幸　著者：精神症状・行動異常（BPSD）を示す　認知症患者の初期対応の指針作成研究班　BPSD 初期対応ガイドライン　ライフ・サイエンス社出版　2013.

[18] 贾建平，神经病学（第 7 版）[M]. 北京：人民卫生出版社，2013.

[19] 贾建平，中国痴呆与认知障碍诊治指南（第 2 版）[M]. 北京：人民卫生出版社，2017.

[20] 马莉，柳学华. 精神科护理评估技术手册 [M]. 北京：北京大学医学出版社，2017.

[21] 韩静，郭桂芳，刘宇. 痴呆患者精神行为症状的非药物管理研究进展 [J]. 中国护理管理，2016, 16(11): 1556-1559.

[22] 刘家胜，史战明，谭小林，等. 针对痴呆精神行为症状的照料者 – 症状 – 环境干预 [J]. 神经疾病与精神卫生，2017, 17(11): 823-826.

[23] 胡维勤. 失智症老人家庭照护枕边书 [M]. 广州：广东科技出版社，2017.

[24] 朱建南，李坚，耿德勤，等. 综合性医院精神障碍患者谵妄状态的急诊处理 [J]. 中国急救复苏与灾害医学杂志，2015, 10(6).

[25] Hansen E, Walters J, Howes F. Whole person care, patient-centred care and clinical practice guidelines in general practice[J]. Health Sociology Review. 2016;25(2):157-70.

[26] 郭振军，赵玫，吕晓珍，等. 痴呆居家照料培训需求现状及影响因素分析 [J]. 中国公共卫生，2016, 32(1): 108-12.

[27] 洪立，王华丽. 老年期痴呆专业照护 [M]. 北京：中国社会出版社，2014.

[28] Livingston G, Sommerlad A, Orgeta V, Costafreda SG, Huntley J, Ames

Note

D, et al. Dementia prevention, intervention, and care[M]. The Lancet. 2017.

[29] Graff MJ, Adang EM, Vernooij-Dassen MJ, Dekker J, Jonsson L, Thijssen M, et al. Community occupational therapy for older patients with dementia and their care givers: cost effectiveness study[J]. BMJ. 2008;336(7636):134-8.

[30] Hill NT, Mowszowski L, Naismith SL, Chadwick VL, Valenzuela M, Lampit A. Computerized Cognitive Training in Older Adults With Mild Cognitive Impairment or Dementia: A Systematic Review and Meta-Analysis. Am J Psychiatry. 2016:appiajp201616030360.

[31] 黄罗锦，吴若思. 老年痴呆症服务手册 [J]. 香港大学老年研究中心，2001(12).

[32] 香港圣公会福利协会. 从心出发——老年痴呆症全人照顾手册 [M]. 北京：中国社会出版社，2013.

[33] 北京老年痴呆防治协会. 失智老人照护师 [M]. 北京：北京出版社，2018.

[34] 傅中玲，陈正生，欧阳文贞. 失智症照护 Dementia Care[M]. 台北：华杏出版机构，2016.

[35] 李义庭，李伟，刘芳，等 [J]. 临终关怀学，2015(7).

[36] 宋岳涛，刘运湖. 临终关怀与舒缓治疗 [M]. 北京：中国协和医科大学，2014.

[37] 苏永刚. 中英临终关怀比较研究 [M]. 北京：中国社会科学出版社，2013.

[38] 史宝欣. 临终护理 [M]. 北京：人民卫生出版社，2010.

[39] 史宝欣. 生命的尊严与临终护理 [M]. 重庆：重庆出版社 .

[40][日]清水允照，北村学. 老年痴呆症　生活史·症状·对策 [M]. 北京: 人民卫生出版社，2010.

[41][日] 小笠原祐次. 介護技術指導マニュアル，Vol.7，痴呆ケア，中央法規 .

[42] Rose-Marie Dröes, dr. Philip Scheltens & dr. Jos Schols. 更高的生命质量.

[43] 李适时. 中华人民共和国民法总则释义 [M]. 北京：法律出版社，2017.

Note

[44] 严俊，唐宏宇，谢斌，等．中华人民共和国精神卫生法医务人员培训教材 [M].北京：中国法制出版社，2013.

[45] 廖金娥．老年痴呆患者中约束和取代约束的护理进展 [J].当代护士，2011(7): 12-13.

[46] 傅志蓉，沈军，杨萍萍等．痴呆老年人照顾着虐待行为的危险因素及预防 [J].重庆医学，2015(30): 4295-4296.

[47] 吴玉琴．台湾失智症者的权益维护与福利服务建言 [J].社区发展季刊，2010(130): 185-191.

[48] Kales HC, Gitlin LN, Lyketsos CG. Management of neuropsychiatric symptoms of dementia in clinical settings: recommendations from a multidisciplinary expert panel[J]. Journal of the American Geriatrics Society, 2014; 62, 762–769.

[49] Kales HC, Gitlin LN and Lyketsos CG. State of the art review: assessment and management of behavioral and psychological symptoms of dementia[J]. BMJ, 2015; 350, h369.

[50] 夏小洁，郭秋月．糖尿病合并阿尔茨海默病的护理进展 [J].实用医院临床杂志，2013, 5(10): 189-190.

[51] 皮红英，张立力．中国老年医疗照护 [J].2017, 4(1): 255-300.

[52] 方传勤，周华东．脑缺血危险因素与 Alzheimer 病 [J].国际脑血管病杂志，2006, 11(14).

[53] 贾建平．中国痴呆与认知障碍诊治指南 [M].北京：人民卫生出版社，2010, 11(1): 15-16.

[54] 张维珍，吴珊珊，周晓丛．阿尔茨海默病患者合并糖尿病低血糖的护理干预 [J].中外健康文摘，2013, 10(24)1672-5085. 24-0324-02.

[55] 陈祥慧．阿尔茨海默病与脑血管疾病危险因素关系的研究进展 [J].国际内科学杂志，2008, 35: 723-726.

[56] 王清华，张振馨，唐牟尼，等．吸烟、饮茶、饮酒与阿尔茨海默病的关系 [J].中华神经科杂志，2004, 37(3): 234-237.

Note